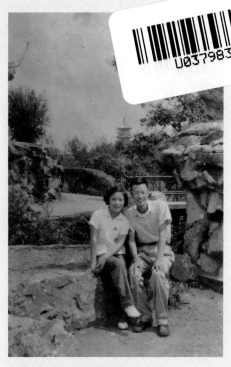

大学时照片:无锡梅园两人合照

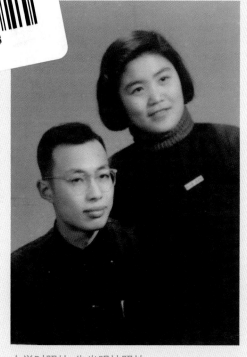

大学时照片:朱坐明站照片

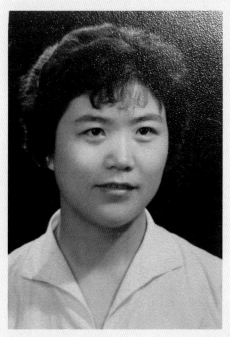

明大学毕业照

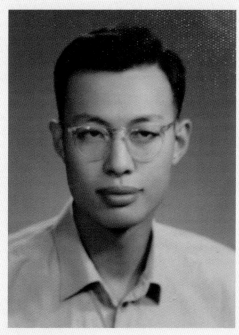

朱大学毕业照

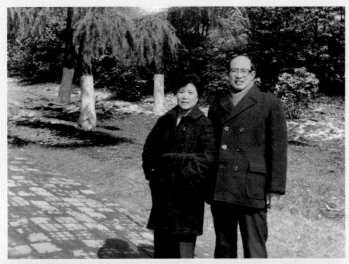

1988 年冬雪后两人合照

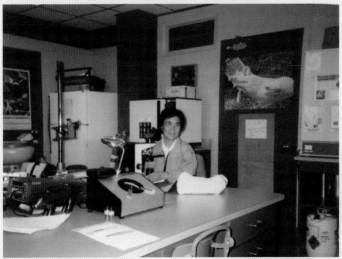

在 Miami 大学学习照片：
明在创伤研究所研究

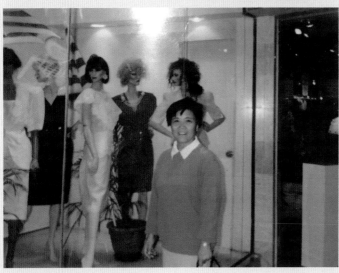

在 Miami 大学学习期间照片：
明在逛购物广场

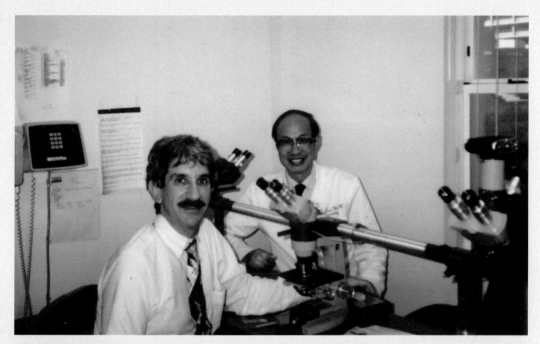

朱和 Pennys 教授看病理

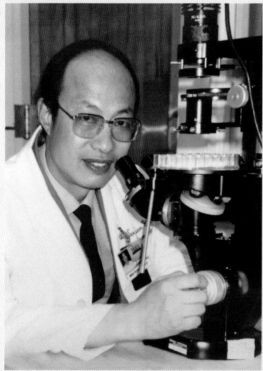

朱在观察病理片

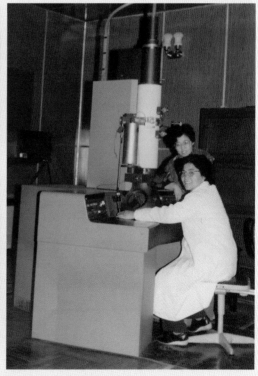

南京医科大学超微病理研究：
明在看透射电镜

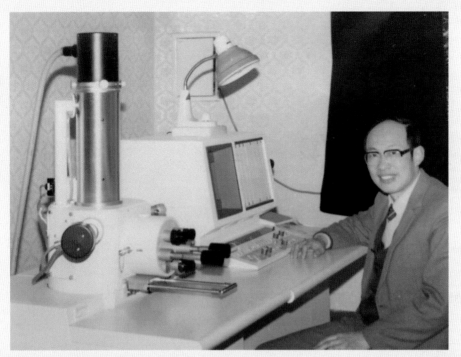

南京医科大学超微病理研究：朱在看扫描电镜

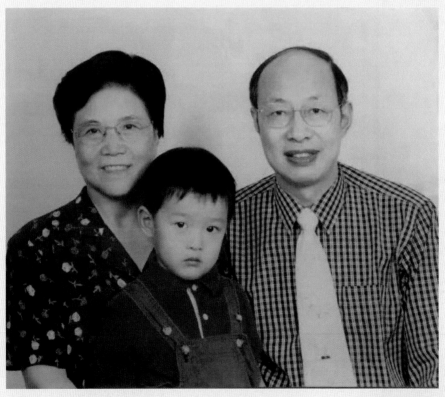

快乐八个月：朱、明和孙子凯文三人合照

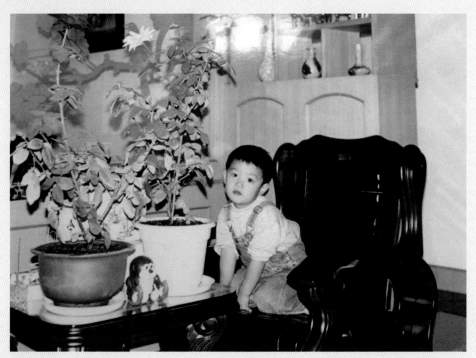

快乐八个月:凯文单独照片

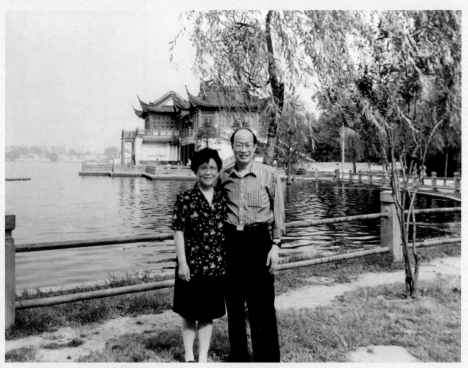

明患病后不同时期合照：莫愁湖亭前

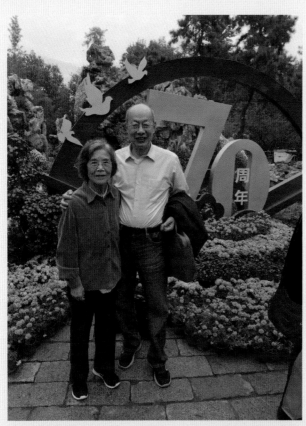

明患病后不同时期合照：
公园前门国庆 70 周年

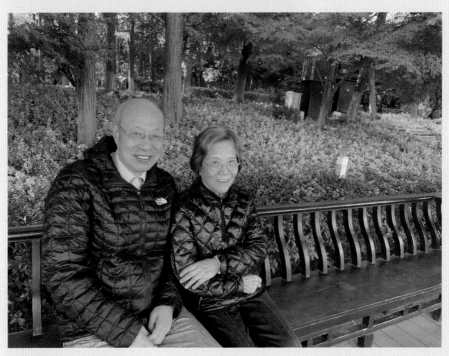

明患病后不同时期合照：2021 年湖边廊桥合照

阿尔茨海默病

陪护手记和百问

朱文元　李晓捷　著

东南大学出版社
SOUTHEAST UNIVERSITY PRESS
·南京·

图书在版编目(CIP)数据

阿尔茨海默病陪护手记和百问 / 朱文元,李晓捷著.
— 南京:东南大学出版社,2022.8(2023.9 重印)
 ISBN 978 - 7 - 5766 - 0186 - 2

Ⅰ.①阿… Ⅱ.①朱… ②李… Ⅲ.①阿尔茨海
默病—护理 Ⅳ.①R473.74

中国版本图书馆 CIP 数据核字(2022)第 139304 号

责任编辑:胡中正 **责任校对:**张万莹 **封面设计:**毕 真 **责任印制:**周荣虎

阿尔茨海默病陪护手记和百问

著 者	朱文元 李晓捷	
出版发行	东南大学出版社	
社 址	南京四牌楼 2 号 邮编:210096 电话:025 - 83793330	
网 址	http://www.seupress.com	
电子邮件	press@seupress.com	
经 销	全国各地新华书店	
印 刷	广东虎彩云印刷有限公司	
开 本	700 mm×1000 mm 1/16	
印 张	12 彩插6面	
字 数	200 千字	
版 次	2022 年 8 月第 1 版	
印 次	2023 年 9 月第 2 次印刷	
书 号	ISBN 978 - 7 - 5766 - 0186 - 2	
定 价	50.00 元	

* 本社图书若有印装质量问题,请直接与营销部调换。电话(传真):025 - 83791830。

序　一

　　朱文元先生是南京医科大学第一附属医院皮肤科的一位主任医师、教授、博士生导师,享受国务院政府特殊津贴,曾被评为全国优秀教师、江苏省有突出贡献中青年专家和高校科技先进个人。他是我们的老师,是受到大家尊敬的前辈,作为江苏省人民医院的前院长和党委书记,受邀为他的《阿尔茨海默病陪护手记和百问》作序,我感到十分荣幸。

　　朱文元教授是业界公认的好医生,无论是他自己在业务上的钻研、著书立书方面取得的成就,还是为患者诊治的匠心和仁心,都有口皆碑;他还是一位深受学生们尊敬的好老师,在教书育人、带研究生、培养后学方面,他孜孜不倦、诲人不倦,从医从教数十年,桃李满天下。朱文元教授还是一位成果卓著的科研工作者,发表论文 614 篇,其中英文论文 143 篇,主编专著 12 本。其中,《疑难皮肤病彩色图谱》获中国新闻出版总署"三个一百"原创出版工程奖;*Atlas of Skin Disorders* 在 Springer 期刊检索系统中四年被下载 34 769 次,在业界很有影响。

　　朱文元教授又是一位热心医学人文的充满温情的医者,他笔耕不辍,点点滴滴的行医往事都体现出医者仁心。今天,通过这本陪护手记,我发现他还是一位不可多得的好丈夫、暖男。这本书也是源于朱文元教授对妻子深厚感情的积淀,在一个个看似平平常常的日子里,朱文元教授对待一个非常人的妻子这般用心周旋和细心照护,如非有坚强的意志、深厚的爱是根本做不到的。

　　书里边没有宏大的叙事,全是点点滴滴的生活琐事,但这日复一日的琐事却是一般人难以做到的。年轻的时候相亲相爱固然重要,但到老了,相互的陪伴,坚持付出,不嫌弃病残,真的非常令人感动。从这本书中,你能看到,朱文元教授还是一个优秀的医学科普工作者,他不是简单地把陪伴、照护患阿尔茨海默病妻子的经历写出来,而是从科普的角度把对阿尔茨海默病这个疾病的治疗、护理、照顾的过程写了出来,因为是亲身经历,所以真实可信,想来会对很多"阿尔茨海默病"的家庭甚至对医生、护士都是非常有借鉴作用的。

　　这本书上所介绍的关于阿尔茨海默病的陪护,他的手记写得细致入微,涉及衣食住行、情绪管理、行为管理、怎么配合医生等等，应有尽有，都是一般医学书本上不容易看到的内容，然而却是很多患者和家属要去面对的问题。朱元文教授把它写出来，是对阿尔茨海默病防治的一个重要的贡献，对于阿尔茨海默病患者的治疗效果和生存质量，有着极大的参考价值。这本书通俗易懂，但确确实实是朱教授十几年来看护心得的结晶，朱教授把它奉献给所有阿尔茨海默病患者及其家人。

我们现在正面临着老龄化社会的挑战，各种各样像阿尔茨海默病这样的一些老年病、慢性病会越来越多，这是一个无法回避的现实，需要阿尔茨海默病患者的家属和医护人员都能以积极的态度去直面它，这是做人的责任、做医生的责任。呼吁更多的人都能像朱文元教授一样以积极、科学的态度克服种种困难去应对阿尔茨海默病患者的现实问题。这些现实的难题我们虽然不能解决，但是我们可以去缓解、去改善，我们的努力会让这个世界拥有更多的爱，也能在一定程度上减轻社会的负担。

我国目前阿尔茨海默病患者有 1 000 万人之众，患病人数居世界第一，随着社会老龄化，到 2050 年会增加到 4 000 万人。鉴于此，我也呼吁政府和社会建立并推广阿尔茨海默病护理院的模式，让阿尔茨海默病患者得到专业的照护和妥善的安排，缓解阿尔茨海默病患者家人的压力。

目前我国在推广居家养老模式，但一个阿尔茨海默病患者一般需要 3 个人照护，一位阿尔茨海默病患者每年消耗的费用达 13 万元。除了不菲的药费外就是照护费了，如果计算上照护的亲人工作上的损失，则国家经济损失会更大。家庭照护者除了经济损失外，还要承受巨大的体力和精神上的痛苦。如果能把患者集中收治在专门的阿尔茨海默病护理院中，有适合阿尔茨海默病患者的专业设施，集中专业照护，不仅照护的水平和知识不断提高，也会大大减少照护者人数。

朱文元教授始终怀有做人的责任感、做医生的使命感，即使年逾古稀仍然坚持对医学的不断探索，更加可贵的是他对社会的奉献精神。相信这本用心血和汗水写就的陪护手记会帮助到更多的阿尔茨海默病患者及其家庭，相信也能对涉及阿尔茨海默病领域的医疗单位和医护人员有所裨益。

江苏省人民医院原院长 党委书记
江苏省抗衰老协会主任委员
王虹
2021 年 12 月

序 二

阿尔茨海默病是一种起病隐匿、进行性的慢性发展的神经性退行性疾病，临床上以记忆减退、失语、失用、失认、执行功能异常等认知障碍，同时伴有精神行为异常和社会生活功能减退为特征，阿尔茨海默病在国内外患病率为 $2\%\sim5\%$，随着年龄的增长而增加。

近些年来阿尔茨海默病已逐渐被大众认识，但临床上就诊者仍是极少数，一旦家人发现照护困难，来诊时已近中期，甚至晚期，致使患者的生活质量明显衰退。

本书作者是一位医务工作者，是一位杰出的皮肤科老专家，他将陪护照料自家亲人的体会介绍给广大需要的读者。书中不仅简述了阿尔茨海默病的相关知识，更重要的是倡导 1995 年英国 Tom Kitwood 教授率先提出的"以人为本的照护，而不仅仅是疾病本身"的观念，强调满足患者整体的需要，以专业知识与技巧结合，并为他们带来幸福感。

值得特别提出的是作者作为患者的直系亲属，了解患者和家庭的自身特点，可随时调整照护技巧和干预措施，并一一举出日常生活能力干预的实例，包括进食、个人卫生、洗澡、如厕、穿衣行走、睡眠、阅读、言语表达、手势、肢体语言、音乐娱乐等，24 小时不间断地陪伴，陪护者的一举一动、一言一行都投入了情感支持，使患者乐意配合。阅读者看了十分感动，催人泪下，完全可以效仿应用，在药物与精心陪护双重配合下，使患者的病程稳定或缓慢进展。

这本书主要包括四部分："阿尔茨海默病"部分对本病的最新知识作了全面介绍；"陪护手记"部分有具体生动的事例，告诉陪护者通过各种途径和方法去实施应用；"阿尔茨海默病照护百问"解答了照护工作中的常见疑问；"陪护随笔"部分是作者十几年陪护生活中偶尔回想起往事引发的感慨。

本书编写通俗，易学易懂，文字流畅，笔调生动，为阿尔茨海默病患者的亲属、社区和养老机构树立了榜样，是值得阅读和学习的一本好书。

南京医科大学附属脑科医院精神科教授　张心保

2021 年 12 月 8 日

序　三

朱文元教授让我为他的《阿尔茨海默病陪护手记和百问》一书作序，我既觉意外又感惶恐。我一个籍籍无名之人如何能为享誉学界的老教授作序？！但朱教授坚持说，"一定要请你作序"。我想可能是朱教授认为他写这本书当初是出于我的提议，所以才有这样的坚持。

认识朱教授已有多年，因为他是皮肤科大名鼎鼎的老教授，人又和蔼可亲，在诊室里，他对待每一个病人都那么细致，那么耐心，那么温和，所以深受患者欢迎。但我和朱教授一开始并没有过深入的交流，真正开始了解朱教授还是在两年前。2019 年，我们在院内向医护人员征集"行医手记"，朱教授的一篇"吃不到的烤红薯"被网罗来，文章写的是朱教授几十年前的从医往事，记述细腻生动，读来感人至深，后被收进《行医手记》一书中出版。此后，我又意外发现朱教授自己有一个微信公众号，里面已经发布了几十篇他的随笔，记录着他的一件件从医往事和生活点滴，这让我如获至宝。我一直觉得，医生护士笔下的医院故事，比我们这些局外人写得更真切、更能打动人，因为医学人文的精髓都蕴含在那些专业、具体的医患交流的细节中。最可贵的是，从朱教授的随笔中，我能感受到他对那些贫困患者和生活在底层人的同理心和悲悯之情。

和朱教授沟通后，才知他内心还有一种强烈的使命感。他担心的是，医院老专家随着天寿的到来——离去，或终将一个个离去；而医院和科室的那些宝贵的发展经历将随着他们的离去而被慢慢遗忘。所以，他要尽自己所能抢救一点医院文化来，我听了甚为感动。有时报纸编辑向我约稿时，我时常将朱教授的作品推介给他们，每次推介前，我都会征求朱教授的意见，发表出来后，再将 PDF 电子版转发给他留存。于是，朱教授的从医随笔就这样一篇篇在《扬子晚报》《生命时报》《医师报》《健康报》等报纸上陆续刊登出来了。

《行医手记》一书出版后，有赠书送朱教授。那天朱教授到医院顺便过来取书时，还牵着一位面容光洁、笑意盈盈的老妇人，老妇人浑身上下拾掇得清清爽爽、干干净净，她娇小玲珑、笑意盈盈、小鸟依人的样子简直就像一个恋爱中的女学生，一看就知道她是朱教授的爱妻。从朱教授的公众号文章中，我曾读到过一篇他写妻子获奖的文字，那时我心里还在感叹，真是琴瑟和鸣啊！但直到他的爱妻站在我面前的那天我才知道，她患有阿尔茨海默病已十多年了，这表面的平静喜乐的背后是朱教授不离不弃的日夜陪伴和充满爱意的百般呵护。朱教授平时勤于写作，又富有人文情怀，并且文思敏锐，文笔流畅，常于平常处写出不平常来，一个个平凡的人、一件件平常的事，经他娓娓道来无不令人动容。于是，我便提议道："朱教授，您可以将您的陪护故事写出一本书来啊。"没想到，时隔六个月，朱教授真的拿出了十五万字的书稿来。

周末的晚上，在家静静地读着朱教授的书稿，书稿中一行行字都化作了一个个日常生活琐屑的场景来。我敬佩朱教授独自一人陪伴患阿尔茨海默病妻子的那份耐心和毅力，我知道那耐心和毅力背后是一面坚固的爱和亲情的后盾。我也看到朱教授每一个日子里的艰辛与不易，日夜碎片化的睡眠让人心力交瘁。更让人难以接受的是，作为相伴妻子数十年的亲密爱人，现在却时时被妻子当作陌生人般防备、拒绝甚至攻击；儿孙远在国外，身边没有人做帮手，不能请保姆、钟点工，因为妻子不让陌生人进家门，有时甚至会把他当作陌生人让他"滚出去"……阿尔茨海默病患者的异常状态是常人世界里无法想象的。这是一场旷日持久的战斗，挫败感、无力感时时裹挟着他。但是，朱教授却以一个学者的态度将陪伴爱妻当作一项课题来做，他不仅照护好爱妻，延长着她的生命，还让她感受到朱教授发自内心的对她的那份尊重，对她经久不息的爱。

更加可贵的是，朱教授还要推己及人，从自己对爱妻的照护中总结出经验来，给成千上万拥有阿尔茨海默病患者的家庭怎样去照护指明了一条路。在这本倾心之作中，朱教授对患有阿尔茨海默病爱人的症状表现、治疗过程、照护经过、心理疏导以及自我心理建设等各个层面进行了细致的带有很强针对性、指导性的记述。正如朱教授所说，"全书总结了我13年陪护患者的心得体会，做了使患者疾病缓慢发展的一切努力。中国患该病人数为世界首位，防治任务艰巨，群众对此病谈虎色变，知之甚少，需要普及知识，目前国内此书不多。这也算我在退休后尽力做一些有益于社会的事吧！"

我想，这本《阿尔茨海默病陪护手记和百问》表达的不仅是一个伟岸丈夫凝结心血的爱和责任担当，也是一名仁心医者"老吾老以及人之老"的普世情怀！

南京医科大学第一附属医院宣传部主任　成运芬

2021.12.12 于南京

前　言

2009 年我的爱人被脑科医院精神病科张心保教授检查确诊患阿尔茨海默病（AD）轻度，开始接受安理申药物治疗。我深知 AD 是一个病因不明、智能丧失的系统进行性疾病。我们现在的一切治疗和医疗照顾，仅能做到延缓病程的进展，但也可能完全无效。陪护 AD 患者是一场漫长无声的战斗，是一场越战越气馁的战斗，是一场永远不能获胜的战斗。我决定亲自陪护，因为她是我的妻子，因为我们彼此深情相爱，因为我深信我的陪护质量会超过护工的照顾。在这 13 年中，我从逐渐减少工作量到全天候在家陪护，照护她的日常生活，处理她因日益加重的智力下降和情感障碍所产生的各种症状。长期的艰辛陪护，使我的体力和精力几乎消耗枯竭而走到抑郁症边缘。在陪护过程中，我仔细观察患者的临床表现，设法缓解和平息患者的症状；创造条件"恢复"失去的记忆；让患者做身心愉悦的文体活动；与医师配合及时有效地调整治疗药物……同时，在陪护工作中我在意志上获得修炼，学会保持自身健康。长期艰辛的陪护让我学到了很多书本上没有的知识，也摸索出许多陪护 AD 患者的经验。

目前全世界约有 5 000 万 AD 患者，中国约有 1 000 万 AD 患者，需要约3 000 万人员照护。到 2050 年中国 AD 患者将超过 4 000 万，而三分之二的家庭对该病知之甚少，三分之二的患者确诊是中重度。AD 患者人均年花费为 13 万元。我国 AD 总人数处于世界之首，农村比城市多。我国 80 岁以上老人中有 11.4％患 AD，江苏省目前失能失智和半失能失智老人约有 133 万。

AD 是继心血管疾病、恶性肿瘤、脑卒中后第四致死疾病。平均寿命5.9 年，存活 14 年以上的不到 3％。所以 AD 的照护者数量和质量都急需增加和提高。我写本书的目的是将我长期陪护患者的心得和体会作一总结，分享给大家，希望能在防治 AD 工作中尽一份微薄之力。感谢李晓捷主任医师撰写阿尔茨海默病介绍板块内容，感谢南京医科大学第一附属医院原党委书记和院长王虹、宣传部成运芬主任和南京脑科医院精神病科张心保教授为本书作序。

朱文元

2022 年 3 月 23 日

目　录

第一篇 阿尔茨海默病

一、概述和发病机制

（一）概述

阿尔茨海默病（Alzheimer's disease，AD）是一种与年龄相关的慢性、进行性中枢神经系统原发退行性疾病。由德国神经病理学家 Alois Alzheimer 于 1906 年首次发现并报道，之后以"阿尔茨海默"命名此类疾病。

AD 是老年期痴呆最常见的类型，约占所有痴呆的 50% 以上。临床上以记忆减退、视空间功能受损、计算力损害、失语、失认、执行功能异常等认知障碍，同时伴有人格精神异常和社会生活功能减退等全面性痴呆表现为特征。

现如今 AD 已经成为继肿瘤、糖尿病和心血管疾病之外严重威胁老年人身体健康的慢性疾病，给患者家庭和社会带来巨大的负担。《2015 年世界阿尔茨海默病报告》指出，2015 年全球有 4 600 万人罹患 AD，预计到 2050 年全球将有 1.315 亿人罹患 AD，而中国的 AD 患病人数约占全球总患病人数的 25%，我国已经成为世界上 AD 患者数量最多和患者增长速度最快的国家。据估计目前全国有超过 1 000 万痴呆症患者，到 2050 年中国的发病人数会达到 4 000 万人左右，其中 60%～70% 为 AD 患者。令人担忧的是，我国 AD 的就诊率只有 25%～26%，而真正接受规范化治疗的患者更少，占患者的 20% 左右。一项利用 1990—2019 年全球疾病负担（Global Burden of Disease，GDB）研究数据分析的中国 AD 疾病负担研究显示，1990—2019 年中国 AD 的发病率大幅上涨，2019 年较 1990 年增加了 192.17%。发病率的增加主要与人口老龄化有关,且死亡率等相关数据也显示人口老龄化是造成疾病负担增加的主要原因。AD的发病率与年龄密切相关,研究指出过去60岁以下人群中AD的发病率和死亡率较低,但近30年来60～64岁组发病率增加明显,随着年龄的增加发病率直线增加,且不同性别发病率、死亡率及疾病负担对比发现女性均高于男性,结果表明AD的发病呈现年轻化趋势、AD的患病模式存在性别差异。从AD被发现至今,虽然人们的研究从未间断,但是AD的发病原因尚未被完全掌握,现有药物主要是缓解症状,并不能阻止或者逆转疾病的发展。在我国老龄化日益加重的今天,可以预见的是AD的发病率将呈现持续增长的趋势,是我国面临的重大公共卫生挑战,因此寻找有效的预防措施增加公众对AD的了解有助于减轻患者和整个社会的疾病负担。

(二) 发病机制

AD的解剖学特征为大脑海马体和大脑皮质的萎缩,其主要的病理学特征包括β-淀粉样蛋白(Amyloid β-protein, Aβ)异常沉积形成老年斑(Senlie plaques, SP)和Tau蛋白过度磷酸化形成的神经原纤维缠结(Neurofibrillary tangles, NFT)。AD的发病机制呈现多样性和不确定性,普遍认为与遗传环境和代谢等多种因素密切相关,目前关于AD的发病机制存在以下六种主流的假说。

1. Aβ级联假说

1984年,George等研究者从AD患者和唐氏综合征患者大脑斑块中分离并鉴定出一种由39～43个氨基酸残基组成的。相对分子质量约为4.2 kDa的蛋白,将其命名为Aβ,随后Aβ也被证实为AD大脑中老年斑的主要组成成分。正是因为AD患者和唐氏综合征患者的大脑斑块中都含有Aβ,研究者认为这两种疾病有共同的病理进程,并且由于编码淀粉样前体蛋白的基因位于21号染色体上,而唐氏综合征也正是21号染色体异常造成的,所以21号染色体上的基因应该与AD病理有关。这些发现将Aβ推上了历史舞台,为Aβ级联假说的提出提供了基础。Aβ级联假说是由Hardy和Gerald在1992年提出的,他们认为:AD形成的关键是Aβ在大脑内的异常产生速率大于其正常清除速率,致使其在大脑内过度累积。过度产生的Aβ自发聚集形成富含β-sheet结构的寡聚体、纤维前体和纤维体,从而触发一系列复杂的级联反应,引发钙离子稳态失调、Tau 蛋白过磷酸化、突触功能障碍、神经元损伤和神经系统炎症，最终导致记忆力衰退、失语、视觉空间障碍和运动功能的丧失。在 AD 发展早期，Aβ 能够以极低浓度的寡聚体形式迅速引起突触功能的紊乱，因而 Aβ 寡聚体被认为在 AD 的病理发展过程中起到了至关重要的作用。基于此，Klein 等提出了 Aβ 寡聚体假说，该假说认为 Aβ 纤维体不是导致 AD 的主要原因，Aβ 单体自聚集形成的富含 β-sheet 结构的寡聚体才是导致 AD 的重要原因。Aβ 级联假说为 AD 的治疗提供了新的思路。

2. Tau 蛋白假说

Tau 蛋白是一种正常的、未折叠的、高度可溶的微管相关蛋白，常见于中枢和外周神经元胞质和神经突触中，它通过促进微管蛋白的组装和维持微管的稳定来调节神经元的功能，在神经元运输和突触结构的稳定方面起着至关重要的作用。与 Aβ 纤维丝类似，Tau 寡聚体也具有毒性的 β-sheet 结构，可以引起神经功能退化乃至丢失，最终导致 AD。与正常人相比，AD 患者脑内过度磷酸化的 Tau 蛋白含量相对较高，NFTs 数量多分布广，并且随着 AD 的发展逐渐累积增多，其含量在临床上与 AD 的患病程度呈正相关。但值得注意的是，Tau 蛋白磷酸化程度似乎与生长发育密切相关，在婴儿脑中，Tau 蛋白的磷酸化程度明显升高，但是在成年人的大脑中 Tau 蛋白的磷酸化程度会显著降低。在 Aβ 级联假说里，Tau 蛋白病理变化被认为是 Aβ 沉积产生的下游事件，也就是 Aβ 会导致 NFTs 的形成，但是随着研究的深入，科学家们发现 Aβ 和 Tau 蛋白之间存在直接或间接作用，并互相增强对方的毒性，意味着 Aβ 和 Tau 蛋白在诱导神经元损伤、突触功能障碍和神经系统炎症上可能具有一定协同作用。因此，研究 Aβ 和 Tau 蛋白病理变化之间的相关性有助于更好地理解 AD 的发病机制。

3. 胆碱能假说

1971 年，Deutsch 发现胆碱能系统与记忆的形成密切相关，随后的一系列研究表明，AD 患者大脑皮层和海马中乙酰胆碱转移酶（ChAT）和乙酰胆碱酯酶（AchE）的活性显著降低，导致多种胆碱能系统存在缺陷。解剖学证据表明，在 AD 的病程过程中，Meynert 基底核胆碱能神经元存在严重的缺失和变性。胆碱能假说认为，胆碱能神经元的缺失和变性以及相关胆碱能递质乙酰胆碱(Ach)的缺失导致了 AD 患者的认知功能障碍。近年来，研究发现胆碱能缺陷和 AD 的其他神经生物学标志物(Aβ 和 Tau 蛋白)之间可能存在一定联系。已经发现在老年斑中存在 AchE 和 Aβ 的共定位。此外，AchE 还可能通过与 Aβ 相互作用，影响 Aβ 的聚集和毒性，但这种联系只能说明两者之间存在一定的相关性，仍需要更多的研究来阐明胆碱能与 Aβ 之间的相关作用机制。

4. 神经氧化应激假说

机体内自由基代谢失调，过量积累的自由基与细胞的脂质、蛋白质和核酸发生过氧化反应，诱导细胞凋亡和组织损伤的现象被称为氧化应激。相比于其他的组织，中枢神经系统由于其代谢氧化率较高，自由基产生量大，且脑内的抗氧化能力较弱，极易发生氧化失衡，导致氧化应激损伤。研究表明，氧化应激被认为与包括 AD 在内的多种神经退行性疾病的发生密切相关。与正常人相比，AD 患者大脑中氧化应激水平显著增加，其中脂质过氧化的生物标志物丙二醛和 4-羟基壬烯醛在 AD 患者的多个脑区和脑脊液中显著升高。此外，在 AD 患者出现典型病变的额叶、颞叶皮质和海马区域，自由基诱导产生的不饱和脂肪酸过氧化产物 F_2-isoprostanes(可作为体内氧化应激和脂质过氧化的标记物)的含量显著增加。除了脂质过氧化产物外，蛋白质和核酸过氧化的生物标志物也被证实在 AD 患者的不同脑区中显著增加。事实上 AD 患者海马和皮质区中脂质、蛋白质和核酸的过氧化产物升高与 Aβ 的含量呈正相关。研究表明，氧化应激可以通过促进 Aβ 的生成，同时 Aβ 的存在使得神经细胞内的自由基浓度升高，进而会引起脂质、蛋白质和核酸的过氧化，形成的过氧化产物会损伤细胞膜结构，造成线粒体功能紊乱，致使神经细胞发生凋亡，最终加剧 AD 的发病进程。除此之外，氧化应激还会影响 Tau 蛋白的异常磷酸化。氧化应激产生的 ROS 可以促进 Ca^{2+} 内流，从而过度激活某些钙离子依赖性蛋白和钙调蛋白的活性，使得蛋白激酶和磷酸酶调控稳态失调，最终导致 Tau 蛋白过磷酸化的产生。大量研究表明，氧化应激在 AD 的发生和病程发展过程中发挥着重要的作用，AD 的发生能够诱发脑内的氧化应激反应，氧化应激反应同时又加速了 AD 的发展进程。但是氧化应激的发生要早于 Aβ 的沉积和 Tau 蛋白的过磷酸化，提示我们氧化应激可能是 AD

初期最早出现的变化,因此或许可以通过抗氧化剂抑制氧化应激反应,进而减少 Aβ 的沉积和抑制 Tau 蛋白的过磷酸化,达到治疗 AD 早期患者的目的。

5. 微生物感染性假说

据报道,AD 患者脑组织样品较非 AD 脑组织样品抗微生物活性显著升高,而用 Aβ 抗体去除 Aβ 后的脑组织样品的抗微生物活性则显著降低。除此之外,脑内 Aβ 水平的降低也会增加人们受感染的风险。Aβ 类似抗菌肽的作用间接证明了微生物的感染可能与 AD 的发生有关。流行病学显示,多种病原体与 AD 的发生密切相关。单纯疱疹病毒 1 型(HSV-1)感染与 AD 的发生有关。早在 1991 年,Jamieson 等人发现 AD 患者的脑中存在 HSV-1 的 DNA,且随后的研究表明 HSV-1 的 DNA 大部分存在于 Aβ 沉积形成的斑块中,提示 HSV-1 感染与 Aβ 病理存在密切的相关性。此外,HSV-1 的感染引起 Aβ 分泌量的增加。牙龈卟啉单胞菌与 AD 的发生也存在明显的相关性,它可以参与破坏血脑屏障的完整性,进入脑内,促进 Aβ 的产生。除了病毒和细菌外,研究者在 AD 患者的血清中发现了真菌大分子(多糖、蛋白质和 DNA),并且在脑组织切片中发现了真菌细胞和真菌物质,而正常人的脑组织切片中并没有发现相关物质的存在。以上结果提示 Aβ 沉积可能是机体为应对微生物感染,将微生物感染局限化的一种生理反应,而该生理反应一旦失控,将导致 Aβ 大量沉积形成老年斑,从而引起免疫炎症,促进 AD 的生成。假说认为病毒、细菌或真菌诱导大脑通过免疫应激反应后产生 Aβ 沉积,最终导致 AD 发生。

6. 微生物-肠-脑轴假说

随着肠道菌群研究的发展和深入,微生物菌群在神经学领域内的研究越来越受到重视。肠脑轴的概念也随之提出,肠脑轴是指肠道和大脑之间的双向通讯系统。从广义上讲,肠脑轴包括中枢神经系统、中枢内分泌系统及中枢免疫系统。具体又包括下丘脑-垂体-肾上腺轴,自主神经系统中的交感神经系统、副交感神经系统(迷走神经)及肠神经系统,以及肠道中的微生物肠道菌群通过释放神经递质(如乙酰胆碱、GABA、多巴胺和 5-羟色胺)、短链脂肪酸和内毒素等代谢产物,作用于神经内分泌系统、迷走神经系统或者通过血液循环进入大脑,从而直接或间接影响中枢神经系统。反之,中枢神经系统可通过影响神经递质的释放来影响肠道内环境,从而改变肠道微生物的组

成和活性。功能障碍是 AD 的主要临床特征之一,研究表明,肠道菌群的变化
与认知功能之间存在显著的相关性,通过益生菌或抗生素干预和粪便菌群移
植的方式来调节肠道菌群,可以调节宿主的认知功能。与正常小鼠相比,无
菌小鼠表现出空间记忆缺陷。此外,无菌小鼠大脑皮层和海马体中的 N-甲
基-D-天冬氨酸受体表达降低,它在突触可塑性和认知功能中起到关键作用。
抗生素会严重破坏肠道微生物菌群的组成和结构,益生菌能够逆转肠道菌群
失调导致的精神异常和记忆障碍,一些人体实验也表明,益生菌的干预能够
显著改善受试者对外部刺激的认知行为反应。与正常人相比,AD 患者肠道
菌群的丰富度和多样性显著降低,而且其组成和结构也存在明显差异,该变
化会导致肠道菌群在其代谢功能上的差异。研究表明厚壁菌门的减少和放
线菌门的增加与 AD 的严重程度呈正相关,研究者根据肠道菌群的多样性和
差异性建立了诊断模型,并用于 AD 患者的临床诊断。科研人员使用小鼠建
立了几种 AD 动物模型,也发现肠道菌群与 Aβ 的沉积和 Tau 蛋白过磷酸化
之间存在相关性,移植健康野生型小鼠的粪便能够显著改善 AD 小鼠脑中的
Aβ 沉积、Tau 蛋白过磷酸化、反应性胶质增生和记忆功能障碍。以上研究提
示肠道菌群在 AD 的发生和发展过程中发挥着不可或缺的作用。近年来,关
于肠道菌群如何影响 AD 病理机制的研究层出不穷。最新的研究进展表明,
AD 患者肠道菌群的组成和结构的变化会影响胆汁酸代谢。与认知正常的老
年人相比,AD 患者血清中的初级胆汁酸(胆酸)水平显著降低,而细菌代谢产
生的次级胆汁酸(脱氧胆酸)水平增加,脱氧胆酸/胆酸的比例增加,与认知衰
退呈现正相关。除此之外,肠道氨基酸代谢失调也会促进脑内小胶质细胞的
激活和外周免疫细胞的浸润。GV-971 是中国原创的首个靶向肠-脑轴的抗
AD 的新药,可以通过重塑失衡的肠道菌群减少外周血内苯丙氨酸/异亮氨酸
的积累,从而有效降低外周炎症细胞浸润,通过抑制神经炎症达到治疗 AD 的
效果。AD 的炎症假说也阐明了肠道微生物群在系统性炎症发生中的重要作
用,肠道微生物可能参与调节小胶质细胞和星形胶质细胞的发育和成熟过程
以及外周免疫反应(如:CD^{8+} 和 CD^{4+} T 细胞浸润),系统性炎症能够导致大脑
中的神经系统炎症反应。肠道菌群紊乱会引起菌群代谢产物失调,导致肠道
屏障通透性增加,有害代谢产物入血会引起外周免疫反应,进而可能损伤血

脑屏障,引起神经炎症和神经损伤,导致神经变性。以上研究提示肠道菌群参与了 AD 的发生与发展。通过个性化饮食、益生菌干预来调节肠道微生物群可能成为治疗 AD 的新方法。除了上述介绍的几种发病机制外,还有其他相关假说,如突触功能障碍、基因突变、免疫功能突变和胰岛素信号通路障碍等。不同的发病机制之间存在相互的作用,任何途径都不能独立地导致 AD 的发生。在今后的研究中,应该从整体观的角度入手,深入地探索 AD 不同发病机制之间的联系,为 AD 药物的研发提供更多的可能性。

(三)影响阿尔茨海默病的危险因素

AD 和其他多种神经系统退行性疾病一样,并非由单一损害因素致病,而是多种危险因素即遗传背景与环境因素相互作用的共同结果。根据发病年龄,AD 一般分为两类:65 岁以下发病称为早发性阿尔茨海默病,约占所有阿尔茨海默病患者的 10%;65 岁及以上发病称为迟发性阿尔茨海默病,大多数患者都是此类型。根据不同的因素在两种疾病中扮演的角色,将各种危险因素分为不可控危险因素、可控危险因素及环境因素。

1. 不可控危险因素

(1)遗传因素

遗传因素在 AD 的病因中起重要作用。早发性 AD 主要是由淀粉样前体蛋白(Amyloid Precusor Protein,APP)基因、早老素 1 基因(Presenolin-1 Gene,PS1)和早老素 2 基因(Presenolin-2 Gene,PS2)高度渗透突变引起的,遗传力在 92% 到 100% 之间。家族性 AD,最早可以出现在 20 岁,平均发病年龄为 46.2 岁,但这些罕见的家族性 AD 仅占总病例的 1% 以下。迟发性 AD 通常与一种载脂蛋白 E_4(ApoE$_4$)关系较为密切。研究发现 APOE ε4 基因携带者的发病率是非携带者的 2～4 倍,但迟发性 AD 的发生具有复杂的遗传机制。目前有近 600 个基因被认为可能与 AD 发病有关,系统的 Meta 分析发现与 AD 发病相关的基因已经多达 30 余个。迟发性 AD 患者临床表现复杂,涉及多个基因,但是每个对其表型的影响十分微小,也就是说 AD 个体表型是多个基因变异协同作用的结果。

(2)性别和年龄因素

女性患 AD 的个体多于男性,为男性患者的 2～3 倍,可能的原因是女性寿命长;男女受教育水平或早期的智力活动也有不同,不识字导致 AD 的患病率提高 2～3 倍,受教育或早期的智力活动具有保护作用;女性抑郁情绪的发生高于男性;也可能是男性患者的临床表现不典型所致漏诊。因此,AD 患者的性别差异也需要考虑到多种混杂因素的影响。年龄是阿尔茨海默病最重要的因素。在 50～80 岁人群中,年龄每增加 5 岁,患病率则增加一倍。随着年龄增长患病率逐年增加,严重影响老年人的身心健康和生活质量,也给社会带来沉重的医疗和经济负担。

2. 可控危险因素

在 2017 年以前,人们将阿尔茨海默病的治疗作为关注的重点,主要针对 AD 的病因研究,如发病机制、病理改变过程、药物干预等。但是,不论使用药物抑制其病理过程还是单克隆抗体迄今效果不佳。因此,近年来人们将关注度更多地集中到 AD 的预防,尤其重视导致 AD 发病的风险因素。采取积极科学的干预,改变其致病的风险因素,可以有效地降低 AD 发病率。

（1）脑血管疾病及相关因素

脑血管疾病可能导致阿尔茨海默病,发病机制是由于脑血管病所致的脑血流减少和血脑屏障损伤,而后神经元缺氧,神经毒累积等造成神经元损伤。此外,高血压、高脂血症、冠心病、吸烟、饮酒、肥胖、缺乏运动等也是阿尔茨海默病发病的危险因素,而且这些危险因素之间的相互作用对阿尔茨海默病的进展具有累加效应。

（2）糖尿病

糖尿病与 AD 之间似乎存在某些关联,尤其 2 型糖尿病患者发生 AD 的风险是非糖尿病患者的 1.4～4.3 倍。糖尿病是以高血糖为特征的代谢性疾病,机体长期处于高血糖状态会影响相关组织和器官的正常运作,脑组织亦如此,脑组织内葡萄糖浓度升高,引起糖代谢异常,导致大脑灰质的 Aβ 沉积、神经元纤维缠结、神经元丢失等典型的 AD 病理改变。近年来,有研究发现,通过补充胰岛素,可以改善 AD 患者的认知功能,因此有学者建议将 AD 称为3 型糖尿病。

（3）生活方式

养成良好健康的生活方式也很重要,尽量做到不吸烟,少饮酒,健康饮食

（调整微量营养素和激素水平,采用平衡膳食如地中海饮食等）,提高心理素质,缓解压力,改善睡眠质量,使人体脑部功能重新恢复平衡。近来有学者强调晚餐后禁食 12～16 小时,对改善 AD 有关键性作用。适度运动、避免肥胖等也有助于预防 AD 的发生。

（4）抑郁情绪

老年人长期情绪低落、兴趣减退或快感消失等轻度抑郁,会引起认知功能下降,加剧海马的损伤,从而增加患 AD 的风险。因此,老年人应学会自我调节,排解消极情绪和负面影响,保持积极乐观的心态,避免抑郁对预防或减缓 AD 的发生有重大意义。

（5）听力障碍

随着年龄增长,我们的听觉器官也会衰退,逐渐出现听力减退现象,也称为老年性耳聋。由于听力障碍带来沟通困难和心理障碍,甚至与社会隔离,进而出现认识退化增加患 AD 的风险。建议 60 岁以上老人定期检查听力,对老年性耳聋早发现、早干预,必要时佩戴助听器加强沟通与交流,可预防 AD 的发生。

3. 环境因素

来自全球痴呆症发病率的地理变化数据表明,环境危险因素在痴呆症发病机制中发挥着重要作用。环境中一氧化氮和一氧化碳浓度水平的升高,与痴呆风险存在剂量反应关系。有不少研究尝试建立起环境中毒性重金属与痴呆风险的关系。譬如在高于平均铅(Pb)浓度的区域中出生的人群,患老年痴呆症的风险极高。在每天的饮用水中铝的摄入量超过 0.1 μg 时,与痴呆风险增加呈正相关;但有关水中钙、钴、铜、铁、钼、镍和铀是否是风险因子尚无定论。有研究表明,锌和硒为 AD 的重要保护因素。某些酒庄工人的神经性心理表现与长期接触农药的可能性有关,因为大多数酒庄使用了杀菌剂。但对于职业暴露于柴油发动机废气、铅、墨水、染料、油漆、汽油、燃料、液体塑料或橡胶等时,是否存在影响痴呆症的风险尚无详细的研究结果报道。有关暴露在低频率和极低频率的电场或磁场中时,有关影响的证据相互矛盾,也许与痴呆风险有一定关联。尚有研究发现,长期生活在靠近高压电线的地方,人们患神经退行性疾病导致的死亡率翻倍。至于增加观看电视时间的影响,需要考虑到有关的电场和磁场暴露,但尚无系统性的研究论文发表。环境和其他非基因因素能激活散发的老年痴呆症患者中的 α 分泌酶,增加老年痴呆症的发病风险。AD 的发病除了生物和社会因素外,还有各种环境因素的作用,是多种因素相互作用的结果。随着社会的不断进步和发展,新的环境暴露不断出现,可能对人类健康带来的不良影响还不为人类所认识。一般认为,环境因素可能在遗传易感素质基础上影响到 AD 的发病。

二、临床表现

(一)临床症状

AD 起病隐袭,进展缓慢,主要表现为持续性进行性的认知功能减退和神经精神症状,早期不易被患者和家人觉察,一般都说不清楚何时开始起病。同时,临床上许多 AD 患者早期症状进展极其缓慢,一般人多认为老人记忆力差是正常衰老,不予重视。部分患者可以因感染、手术或服药后出现精神异常而引起注意,到医院门诊就医,经各项检查发现,患者已接近中度 AD。由此可见,早期 AD 很难被发现和诊断,早期治疗则更困难。因此,AD 的早期发现就显得尤为重要。

AD 最突出的临床症状是全面且持续恶化的认识功能障碍,伴有日常生活能力进行性下降和各种精神行为症状,直到晚期才出现运动障碍症。典型情况下,记忆力损害是最早和最重要的特征,早期主要累及近事记忆力、远期记忆力,也会出现判断和解决问题、语言、视空间功能和执行功能的下降。人格和日常生活能力可基本完整保留,一旦进入中晚期,随着病情的逐渐进展,患者最终表现出记忆、注意力、判断理解力、言语表达等全面认知损害,生活完全不能自理,完全依赖他人照护。尽管 90% 以上的痴呆患者临床诊断为 AD,但是在神经病理诊断中却发现这其中 50% 以上的病则为混合多种病理情况所致的痴呆,最常见的混合因素是血管性痴呆(脑血管病变),路易体病也很常见。

1. 认知障碍症状

(1)记忆障碍

记忆障碍为 AD 早期核心症状,一般发生在病程 2～4 年,进展缓慢。早期以短期记忆受损为主,表现为健忘,近事遗忘,如刚发生的事、刚说过的话记不起来,丢三落四,易遗忘近期接触过的人名、地点和数字。患者对自己的记忆下降有一定的自知力,并力求弥补和掩饰。患者为了填补记忆空白,常无意地编造情节或远事近移;与人交谈时常常重复叙述或发问,并且不能很好地计划安排活动(如错过约会、每日服药)等;情景记忆损害(AD的特征性记忆损害)其特点是回忆表现差,并且给予提示后回忆也得不到改善,如常常不能很好地回忆刚刚看过的书、报内容和回忆每天发生的事情。在疾病早期学习新知识、运用知识及社交能力下降,并且逐渐加重,只能从事过去熟悉的工作和技能或从事简单刻板的工作。随着病情进展,开始影响和妨碍患者的日常生活,如记不住电话号码,或忘记关闭电源、煤气,经常找不到常用物品,甚至怀疑周围人偷盗等。进而远期记忆也逐渐受累,如记不住自己的生日、家庭地址和生活经历;严重时不认识朋友或亲人的面貌,也记不起他们的名字,家里有几口人都不能准确回答,亦可出现错构和虚构。

(2)视空间和定向障碍

疾病中期,认知障碍随病情进展而逐渐出现定向力进行性受累,一般先出现时间定向力障碍再出现空间定向力障碍,表现为不知道今天是何年、何月、何日,不知道当时是上午还是下午;对陌生环境感到糊涂,逐渐出现迷路,不能描述一地与另一地的方向关系,如开车时迷路;不认识非常熟悉的路或在家中迷失方向,不能独立去以前常去的熟悉场所,散步或外出不认识家门,在家中找不到厕所在哪儿,走错自己的卧室;分不清衣服的上下、左右,衣服和裤子也难区分;对立体物体丧失立体感,如画图时不能准确临摹简单的图形;不会使用常用物品或工具如筷子和汤匙等。仍可保留肌力与运动协调。不论定向力损害如何严重,但意识水平未受损。

(3)言语障碍

AD患者常有言语障碍。言语障碍表现为渐进性发展的特点,最早表现为找词困难,自发谈话空洞和列名困难,随后是命名困难、错语和理解障碍;继而出现类似流利性失语,患者有听理解障碍,不能参与交谈;随之出现模仿言语和言语重复。表现为含糊、刻板啰唆,不得要领的表达方式,患者的言语障碍呈特定模式,其顺序先是语义学词意出现障碍,也可出现阅读和书写困难;继之出现命名失能(能认识物体或能正确使用,但不能确切命名),最初仅限于少数物品,以后扩展到普通常见物体命名;之后,言语障碍进一步发展为语法错误、错用词类、语句颠倒,最终音素也遭破坏而胡乱发声,不知所云,且语言的流畅性也下降,只能用简单的短语或不再说话而变得缄默不语。

（4）执行功能障碍

在疾病的早期出现,与短时记忆和注意力障碍有关,患者表现为不再关心财物状况,不能依照食谱烹调饭菜,不能轻松操作电脑及使用遥控器、电话等。随着病情进展可出现失用,如穿衣和使用物品时动作笨拙,不能正确使用家庭常用工具,甚至不能开门、关门。

（5）计算力障碍

计算力障碍常在轻度病情时出现,如常弄错物品的价格,算错账或付错钱,不能结算收支余额及计算存款利息等,最后连最简单的计算也不能完成。

2. 精神行为症状

AD的精神行为症状包括情感障碍、幻觉、妄想、人格改变等。在疾病的不同阶段症状可能不同,给患者本人和照料者造成极大的身心负担。如抑郁多见于早期,表现为冷淡,失去做事的主动性和兴趣,对以往患者认为很重要的事情也失去兴趣。妄想和幻觉往往发生在记忆力严重损害后。多为片段性,内容为被盗或被害且内容随时可变,认为物品被盗或被藏匿是最常见的妄想。严重时确信有人入室偷窃,并倾听或与偷窃者对话;有些患者由于失认而认为自己的家不属于自己,常要求回家;认为自己的配偶或亲人是别人装扮而发怒,少数患者认为配偶不忠,还有的患者认为陌生人住在家里,死去的亲人仍活着,别人企图伤害自己,偶尔可听到偷窃者或死去的亲人说话,自己仍没退休而要求工作等。患者情绪不稳定是其情感障碍的特征,也可出现焦虑,常出现在轻、中度时,当患者离开家里熟悉的环境、外出旅行或处于较多的人群中时表现尤为突出。脱抑制也是AD的临床表现,患者表现出与陌生人的异常亲密,更令人担心的是可能对家人、陌生人甚至儿童做出不恰当的行为或攻击等情况。行为方面多表现为怪异刻板,如无端指责家人、既往的老同事,甚至不认识自己的家人,有时对镜中的自己也认为是他人,随地吐口水扔杂物,甚至随地小便,收藏破烂之物或无目的地攻击行为等。

3. 生理上的改变

患者可以出现饮食障碍（如饮食减少、体重减轻）、生物节律改变（如睡眠时间减少、觉醒次数增加、睡眠节律紊乱）、性功能障碍（如性功能减退、不适当的性行为、性攻击）等生理上的改变。

4. 人格改变

有研究认为，痴呆患者人格改变是比较普遍的现象，而且是比较特异的，多见于额、颞叶受损的患者。常表现为固执、偏激、自我中心、自私、依赖性、漠不关心、敏感多疑；也有患者出现愤怒、易激惹、好斗、坐立不安、躁动；行为不顾社会规范、不修边幅、不讲卫生等。

5. 日落综合征

"日落综合征"是用来描述老年痴呆患者在黄昏日落时分出现的一系列情绪和认知功能的改变，例如情绪紊乱、焦虑、亢奋和方向感消失等，持续时间为几个小时或者整个晚上。

6. 寄宿者综合征

"寄宿者综合征"是指患者认为家里还住着另外一个人与家人同吃同住。初始患者认为这个"第三者"消耗了家里的财物，因而表现气愤，后期会对此泰然处之。

7. 神经系统症状和体征

轻、中度患者常无明显的神经系统体征，重度及晚期患者可出现原始性反射如强握、吸吮反射等，晚期还可以出现行动缓慢、姿势异常、肌张力增高、四肢屈曲性僵硬呈现强直样。

（二）临床分期

AD 的改变表现为一个连续的过程，可以通过临床痴呆评定量表（CDR）和总体衰退量表（CDS）等标准化工具判断 AD 痴呆的分期，从而跟踪疾病的进展和判定预后。CDR 是一个基于六个认知域（记忆、定向、判断和解决问题、社区事务、家庭和爱好、个人护理）表现评估的量表，分值为 0（正常）～5（严重）。

1. 无症状性临床前期阶段

（1）轻度认知障碍（MCI）前期

此期没有任何认知障碍的临床表现，或仅有轻微的记忆功能下降，这种下降超过了正常老龄化,但未达到 MCI 诊断标准,有进展到 MCI 和痴呆的风险。

（2）轻度认知障碍

从无症状到淀粉样蛋白沉积的症状前期。此期仅有轻度认知功能损害,主要表现为记忆力轻度受损害,学习和保存新知识的能力下降,其他认知域如注意力、执行能力、语言能力和视空间能力也可轻度受损,但对日常能力无明显影响,未达到痴呆的程度。轻度认知障碍和痴呆的中间状态,发展为痴呆的风险大大增加。此时是干预治疗的黄金期,特别是在老年期比较迅速的记忆减退,有可能是 AD 的早期表现,应引起足够重视,及时就诊并做进一步检查,以免错过最佳治疗时机。AD 越早诊断越好,只有早期确诊,早期干预,才能避免病情快速发展,从而延长患者生存时间,提高其生活质量。

2. 临床痴呆阶段

即传统意义上的 AD,此阶段患者认知功能损害导致了日常生活能力下降,根据认知损害的程度大致分为轻、中、重三度。

（1）轻度（CDR 0.5 或 1）

一般持续 2~4 年,主要表现是记忆障碍。首先出现近期记忆功能减退,常将日常所做的事和常用的一些物品遗忘,也可表现为工作及社会活动能力减弱,但独立生活能力保留,通常能正确做出判断,个人卫生能力不受累（CDR 0.5）。CDR 1 的患者对新近发生的事容易遗忘,忘记重要的约会及已经许诺的事,学习新知识困难,不能复述刚刚看过的书、报内容,找词困难,随着病情的进展,远期记忆也减退,即对发生已久的事情和人物的遗忘。其次伴随时间和地点的定向障碍及语言障碍。很难完成简单的计算,早期患者对自己认知功能缺损有一定的自知力,并力求弥补和掩饰,例如经常做记录避免因为记忆缺陷对工作和生活带来不良影响。人格改变出现在疾病的早期,以患者感到孤独、情绪不稳,淡漠或易激动,经常焦虑不安、抑郁、思维缓慢,缺乏主动性为主要表现。不能处理复杂任务,诸如执行指令、管理财物,遵循医嘱服药等,亦不能安排和准备膳食。此时生活基本可自理,但不爱清洁,不修边幅等。

（2）中度 AD（CDR 2）

一般持续 2~12 年,病情继续发展,病变程度加重,记忆障碍日益加重,表现为用过的物品随手即忘,丢三落四,严重时刚刚做过的事或刚刚说过的话转瞬即忘,刚放下碗筷又要求吃饭,记不住熟人姓名、电话号码,反复说同样的话或问同样的问题,交谈开始就忘了刚刚说了什么,因此难以进行语言交流。随着病程进展,远期记忆也逐渐受累,记不住自己的生日、家庭住址和生活经历,甚至连家里几口人及他们的姓名、年龄和职业都不能准确回答,但尚能记住自己的名字,有时出现错构和虚构。除记忆障碍继续加重外,工作、学习新知识和社会接触能力减退,特别是原已掌握的知识和技能出现明显的衰退。明显的视空间障碍,除有时间定向障碍外,地点定向也出现障碍,在熟悉的地方也会迷路走失,甚至在家中找不到自己的卧室、不知厕所在哪。患者的语言功能障碍亦明显,出现逻辑思维综合分析能力减退,言语重复,讲话无序,内容空洞或赘述,不能列出同类物品的名称,继之出现命名困难。常不能从面容辨认人物,不认识自己的亲人和朋友,甚至不认识镜子中的自己。生活能力持续下降,出现失语、失用、失认等,不能正确地做出连续的复杂动作如刷牙,穿衣时会将里外、前后、左右顺序穿错,进食时不会使用餐具,用手抓或用嘴舔食等,此时患者常有较明显的行为和精神异常,性格内向的患者变得易激惹、兴奋欣快、言语增多。反之,原来性格外向的患者则变得沉默寡言,对任何事情漠不关心,出现明显的人格改变,甚至做出一些丧失羞耻感(如随地大小便等)的行为。也可出现幻觉和妄想,神经系统可有肌张力增高等锥体外系不良反应。生活部分自理或不能自理。

(3)重度 AD(CDR 3)、极重度 AD(CDR 4)及终末期 AD(CDR 5)

一般持续 8~10 年,此期的患者除上述各种症状逐渐加重外,还会出现情感淡漠、哭笑无常、语言能力丧失,表现为明显痴呆状态。不知道自己的姓名和年龄,不认识亲人,患者只能自言自语,内容单调、重复及刻板。到了极重度(CDR 4)和终末期(CDR 5)会反复发出不可理解的声音,最终不能说话。随着语言功能丧失,患者活动逐渐减少,并逐渐丧失行走能力甚至不能站立,只能终日卧床,连穿衣、吃饭等日常简单的生活事项也不能解决,需要完全依赖陪护者,生活完全不能自理。与外界逐渐丧失接触能力,有明显肌强直、肢体屈曲,震颤和原始性反射如强握、摸索及吸吮反射。大小便失禁,可出现癫痫样发作,有时出现吞咽困难,大大增加了死亡的风险。此期患者常可并发全身系统疾病的症状,如肺部或尿路感染、压疮及全身衰竭症状等,最终因并发症而死亡。

三、诊断

随着对 AD 研究的逐渐深入,大量生物学标志物的研究成果涌现,使 AD 的症状前诊断成为可能,AD 诊断标准也随之不断更新完善。

(一) NINCDS-ADRDA 诊断标准

1987 年 7 月美国国立神经病、语言交流障碍和卒中研究所-老年性痴呆及相关学会(NINCDS-ADRDA)发布了第一个国际公认的 AD 诊断标准,被称为 NINCDS-ADRDA 诊断标准。这一诊断标准包括了痴呆的诊断标准和 AD 的诊断标准两部分内容,其中又分为"很可能是 AD"(probable AD)、"可能是 AD"(possible AD)和"确定是 AD"(definite AD)3 个等级。这个标准至今仍然被使用。

1. 很可能是 AD

如果存在以下某种情况,很可能会被诊断为 AD。

(1)患者有痴呆症但发病原因不确定,与常规的 AD 对比来看,该病发病速度较快,病理改变和临床表现也有不同。

(2)患者本身患有脑神经疾病或心血管疾病,可能诱发痴呆症,但这些并不是主要的影响因素。

(3)患者的认知能力受限,而且逐步恶化,但发病的原因不能确定。

2. 可能是 AD

满足以下 6 种情形的患者会被诊断为疑似患有 AD 病症:

(1)借助于问卷和神经量化评估表的分值结果判定患有痴呆的可能性极大。

(2)认知受限的项目等于或者多于两种。

(3)记忆与其他认知障碍逐步恶化。

(4)不存在意识功能受损。

(5)40～90 岁的年龄段发病。

(6)未患有可能诱发记忆和认知能力受限的脑神经疾病或者心血管疾病。

3. 肯定是 AD

患者在未死亡之前已经表现出了很有可能是 AD 的临床症状,而且尸体检测报告表明存在 AD 的证据。之前单纯依据一种诊断手段就判定 AD 的方法存在一定的缺陷,现阶段采用的方法是综合使用病理数据和临床资料来判定患者肯定是患有 AD。

4. 排除是 AD

发病的诱因是急性脑卒中,在患病前期患者会有轻度瘫痪、感知受限和视野损伤等神经系统的病症,可能还会有走路姿势异常或者癫痫等问题。

临床上常用的调查问卷和量化评估表等包括以下几个步骤:第一步,借助于简易精神状态检查量化评估表(Mini-Mental State Examination,MMSE)和日常生活能力量化评估表(Activity of Daily Life,ADL)两个量化标准进行初步筛选,选取出分数小于一定值的人群(无学历者≤19 分,小学学历者≤22 分,初中以上学历者≤26 分)。第二步,对筛选出来的潜在患者进行蒙特利尔认知评估量表(Montreal Cognitive Assessment,MoCA)、Pfeffer 功能状态数据调查表、Fuld 对象记忆检测评估、言语流畅性测验、数字记忆广度测验、积木设计检测、Hachinski 缺血量化评估表和汉密尔顿心理抑郁量化评估表评估。如果这些量化评估表没有证明参与者的认知能力受限,但参与者的自身行为具有痴呆症患者的表征,那么就要对其进行额外的量化评估检测,主要有临床痴呆量化评估判定数据表、复杂图像绘制检测以及评估心理行为的 Cobbm 指数等。第三步,如果量化评估诊断的结果存在可疑性,就要借助于头颅 CT 或者 MRI 对患者进行影像学检查进行评估。

大量的临床病理研究证明,该标准对"很可能是 AD"的诊断敏感度高达 81%,特异性可达 70%,因此自发表之后就被广泛应用于临床研究中长达 20 年。然而,由于该标准对非 AD 痴呆病例的诊断特异性不高,容易将非 AD 痴呆病例误诊为 AD 病例而纳入科学研究中。

(二) IWG 标准

2007 年,国际工作组织(International Working Group,IWG)在 *Lancet Neurology* 杂志上发布了新的 AD 科研用诊断标准的概念性框架,简称为 IWG 标准。与 NINCDS-ADRDA 标准相比,IWG 标准主要有以下几点完善:

① IWG 标准将 AD 看成一个连续的疾病过程,而不只是痴呆的一种类型,并首次提出了轻度认知障碍 MCI(Mild Cognitive Impairment)的概念,并且将 AD 划分为临床前期(preclinical AD)、痴呆前期(predromal AD)和痴呆期(AD dementia)3 个阶段。越来越多的研究结果表明,在痴呆前期甚至更早的临床前期,即使未出现临床症状,脑中也可以出现 AD 病理改变,在这一阶段对疾病进行干预将会有更好的治疗效果;② IWG 标准首次将生物学标志物纳入 AD 诊断标准,从此,AD 诊断就成为一个临床生物学诊断,而不再是过去的临床病理学诊断,这就意味着 AD 的确定性诊断不需要再依赖于尸检和痴呆的诊断。该标准提出,在具备两个必要特征的前提下,AD 诊断可以不需要尸体解剖的病理改变,并且独立于痴呆诊断。第一个特征是核心的临床特征标准,即情景记忆损害。情景记忆损害的最大特点是回忆表现差,并且给予提示后回忆也得不到改善。第二个特征是存在 AD 相关的生物学标志物,包括结构磁共振(MRI)扫描、正电子发射型计算机断层显像(PET)神经分子影像、脑脊液的 Aβ 或 Tau 蛋白分析。生物学标志物的应用使 AD 诊断覆盖了疾病全程,从无症状期到痴呆期,有助于实现在 AD 前驱期尽早干预,并且推动 AD 早期二级预防研究的发展。遗憾的是,IWG 标准并没有对生物学标志物的顺序和主次进行说明,因此也使该诊断标准的敏感度和特异性受到一定程度的影响。

2010 年,经过进一步修订和完善,国际工作组织在 *Lancet Neurology* 杂志上发表了新的 IWG 诊断标准,该标准旨在为科研机构提供一个适用于 AD 全程的诊断框架,并且提出了几个有关 AD 的新兴概念。IWG 认为,为了避免混淆,应该将 AD(Alzheimer's disease)与 AD 病理(Alzheimer's pathology)区分开。AD 是指包括了临床前期、痴呆前期、痴呆期在内的整个疾病过程,而 AD 病理是指尸检中发现的特征性病理改变,包括老年斑、神经原纤维缠结、神经元脱失、突触脱失和脑淀粉样血管病。大量报告显示,AD 与 AD 病理并不总是同时出现。另外,在无症状的临床前期,又可根据出现生物学标志物改变或者携带 AD 基因而分为无症状高危状态 AD(asymptomatic at-risk state for AD)和症状前 AD(presymptomatic AD)。继 2007 年的 IWG 标准首次提出生物学标志物之后,新的 IWG 标准进一步将生物学标志物分为病理生理标志物(pathophysiological marker)和定位标志物(topographical marker),前者包括脑脊液中的 Aβ、Tau 水平和淀粉样蛋白 PET,这些指标与 AD 的发病机制相关,有利于 AD 的诊断;后者包括结构性 MRI 影像改变和 FDG-PET,这些指标能提示 AD 的进展严重程度。此外,新的 IWG 标准还提出了典型 AD(typical AD)、不典型 AD(atypical AD)及混合 AD(mixed AD)3个概念,可惜并没有给出详细的诊断标准。

(三) NIA-AA 标准

2009 年,美国国立老化研究所(National Institute on Aging,NIA)和阿尔茨海默病协会(Alzheimer's Association,AA)召开了一系列会议,旨在制定一个能反映 AD 病程发展特点的,并且在临床和科研工作中都适用的诊断标准。经过两年的讨论,2011 年 NIA-AA 在 *Alzheimer and Dement* 杂志上发表了新的诊断标准,简称为 NIA-AA 诊断标准。该标准首先阐明了两个概念:AD 病理生理过程(AD-P)和 AD 临床症状(AD-C),并将 AD 病程分为临床前无症状期、AD 源性 MCI 阶段和 AD 源性痴呆 3 个阶段,针对每一阶段制定了相应的诊断标准。其中临床前阶段的诊断必须依靠生物学标志物的检测才能做出,目前仅应用于科研领域,而 AD 源性 MCI 和 AD 源性痴呆的诊断则分别包含了核心临床诊断标准和依赖生物学标志物的科研核心标准。值得注意的是,在 NIA-AA 诊断标准中,生物学标志物被分为两大类,一类是反映淀粉样蛋白累积的生物学标志物,包括脑脊液中的 Aβ 减低和 PET 检测异常淀粉样蛋白示踪剂滞留;一类是反映神经元损伤的生物学标志物,包括 CSF 中的 Tau 蛋白升高,PET 扫描示颞顶叶皮质氟化脱氧葡萄糖摄入减少和结构 MRI 扫描示颞顶叶萎缩。经过大量对无症状高危状态 AD 患者的研究证实,反映淀粉样蛋白沉积的生物学标志物的出现比临床症状的出现可以早 20 年,而反映神经变性的生物学标志物则出现在症状出现前大约 15 年,成为应用生物学标志物进行 AD 早期诊断的依据。根据这两类生物学标志物检测结果的不同,AD 临床前期可分为 3 期,MCI 和痴呆期可分别分为"高度可能""中度可能"和"不太可能"3 个等级。相对于最初的 NINCDS-ADRDA 标准,NIA-AA 标准取得了前所未有的成就。AD 痴呆的核心临床诊断标准将仍然在临床 AD 诊断过程中起主要作用,而生物学标志物证据无疑会提高 AD 源性痴呆的诊断特异性。该标准同样将 AD 看作一个连续的疾病过程，整合了不同阶段的诊断标准，实现了 AD 的早期诊断，有利于 AD 的药物临床试验被试人群及时期的正确选择。该标准具有良好的适应性，不仅能供尚缺乏脑脊液检查和先进的影像检查手段的基层临床医生使用，也能在 AD 的临床研究中得到使用。然而，这一标准对生物学标志物评估的标准化、不同生物学标志物主次的区分以及生物学标志物的联合使用组合并没有给出确切的结论。

（四）IWG-2 标准

在 2007 年和 2010 年版本的 IWG 诊断标准的基础上，国际工作组织于 2014 年修订发布了新的 IWG 诊断标准，即 IWG-2 标准。这一标准延续了 IWG 标准的大体结构，仍然坚持只要满足了一个核心临床诊断标准和至少一种 AD 病理相关的生物学标志物改变即可诊断 AD 的诊断标准。IWG-2 标准的先进之处在于：① 细化生物标志物的应用，IWG-2 标准主张，单纯的脑脊液中 Aβ1 浓度降低对 AD 诊断没有特异性。而 Tau 蛋白、Aβ1 等多个指标的联合使用对 AD 痴呆的预测能力更强。已经有多次大规模的多中心研究证实了这一结论，有数据表明，生物学标志物联合诊断的特异性和敏感度高达 90%。此外，淀粉样蛋白 PET 也成为诊断标准之一，它反映脑内纤维状 Aβ1 病理改变。IWG-2 重新定义了病理生理标志物和定位标志物，分别称为诊断性生物学标志物和进展性生物学标志物。前者存在于 AD 疾病的全程，甚至是无症状期，能够提示 AD 病理改变，但是与疾病严重程度无关。进展性标志物不具有 AD 特异性，在疾病早期可能不存在，但是能够提示疾病严重程度和进展。通过对生物学标志物的划分，细化了不同的生物学标志物的目的和作用，不仅简化了诊断流程，也提高了诊断的特异性。② IWG-2 标准还将 AD 常染色体显性基因突变纳入了 AD 病理的在体证据。③ 继 2010 年 IWG 提出典型 AD 和混合 AD 的概念之后，IWG-2 标准又对它们进行了详细的描述，并分别制定了诊断标准。实际中，笔者发现有 6%～14% 的 AD 患者并不表现为典型的记忆障碍症状。各种不典型 AD 患者表现为相对的记忆保留加上一种可识别（或是特征性）的临床表现，可伴有相关区域脑结构改变（局部脑萎缩或低代谢）的定位证据。尽管对不典型 AD 有了一定的认识，但未来还需要对其进行进一步研究，目的是在各种不典型的 AD 表现中找出与 AD 病理相关的特异性临床核心,从而能像对典型 AD 那样,建立不典型 AD 的临床核心。与 NIA-AA 标准比较,由于 AD 前驱期与 AD 痴呆期的分界并不是完全清晰的,在无法明确做出 AD 分期的情况下,IWG-2 标准就可以提供一个统一的二维的诊断方法,可使用相同的诊断标准而不用考虑认知功能损伤的严重程度,提供了一个适用于整个连续病程中所有临床分期的统一标准。但 IWG-2 标准目前仅限于科研环境。

(五)影像学早期诊断

近年来,随着影像学技术的不断发展,为 AD 的早期诊断提供了重要的影像学依据,现分别从结构性磁共振成像(structural magnetic resonance imaging, sMRI)、弥散张量成像(diffusion tensor imaging, DTI)、磁共振波谱(magnetic resonance spectroscopy, MRS)及动脉自旋标记磁共振成像(arterial spin labeling magnetic resonance imaging, ASL-MRI)四个方面简述 MRI 技术在 AD 早期诊断中的应用研究。AD 的大体病理主要是大脑萎缩,患者的脑沟、裂增宽加深,幕上脑室系统扩张。sMRI 可显示脑萎缩和其他静态组织异常,基于 MRI 的脑萎缩评估被认为是一种有效的方法来分期疾病和评估 AD 的进展。目前,最常用的研究方法为形态计量学研究,基于体素的形态测量法(VBM)易应用于临床常规操作,执行时间短,据研究表明,AD 的白质(WM)异常存在于整个白质区域,而与内侧颞叶有直接连接的边缘纤维,多次被报道为脆弱的白质结构。病理研究也揭示了 AD 中各种类型的白质改变,如髓磷脂和少突胶质细胞的改变、轴突变性和血管病变。因此,白质似乎是 AD 的早期诊断和疾病监测的良好靶点。磁共振弥散张量成像,是弥散加权成像(diffusion weighted imaging, DWI)的发展和深化,可以有效地观察和跟踪白质纤维束,与健康对照者比较,AD 患者在上纵束、额叶周围回下的弓状纤维、后扣带束、丘脑上后支、叶下核外白质和中央旁小叶下等区域的白质完整性 DTI 指数显著降低。由此可见,DTI 成像可以通过对白质的检测应用于早期 AD 诊断。ASL-MRI 是一种比较新的测量脑灌注的技术,它以磁标记的血液作内源性示踪剂,从而提供了一种非侵入性的成像方法来评估血流情况。ASL 最常见的用途是脑灌注成像,即在血液通过颈动脉和椎动脉进入大脑之前对其进行标记。经过一个短暂的延迟,一组"标记"的大脑图像被获得,其中血液-水磁化反转。接下来,获得与第一组相同的第二组"控制"图像,其中血液-水磁化不反转。用控制像减去标记像即得到颅脑灌注图像。

(六)生物标志物及基因诊断

近年来一些新的生物学标志物也处于研究阶段,但尚未纳入 AD 诊断标准。大量研究发现,AD 患者体内的 Aβ 寡聚体增多,而超灵敏技术的出现也为 Aβ 寡聚体应用于临床带来希望;突触标志物也是一种新的生物学标志物,研究发现,脑脊液中神经颗粒蛋白的聚集能够提示 AD 患者病情的进展并且与认知能力的快速恶化相关;突触前蛋白 SNAP25 在痴呆前期患者的脑脊液中会升高。继续深入和完善 AD 相关诊断标志物的研究,有助于临床诊断极早期 AD,在不可逆性的神经元损伤和认知障碍症状发生之前进行早期干预,为治疗打开有效时间窗。

基因检测:第 1 个发现的散发性 AD 易感基因为 APOE ε4,其在人群中分布的多态性与 AD 发病危险性具有相关性。有研究发现携带有一个 APOE ε4 等位基因的人得 AD 的风险是非携带者的 3 倍,而携带有两个 APOE ε4 等位基因者的 AD 痴呆风险高达 14 倍。但是目前来看,应用基因检测来发现高危人群还有一些限制。

四、治疗

由于 AD 的病因及发病机制尚未十分明确,至今仍无延缓或治愈 AD 的药物。目前常用的各种治疗方法都是基于病理、生化、遗传学等研究所形成的理论和假设,取得了一定的进展。近年来,随着 AD 的发病率急速增长,临床上对 AD 药物的需求日益增加,各大医药公司致力于开发抗 AD 药物,然而这些药物均在临床试验阶段宣布告终。目前临床使用的药物,主要为缓解认知功能障碍和精神异常的药物,包括胆碱酯酶抑制剂、兴奋性氨基酸受体拮抗剂、抗精神病药、抗抑郁药、抗焦虑药等,以上药物只能缓解症状,并不能有效控制或者彻底逆转 AD 的病理进程。近年来 AD 药物研究除了靶向胆碱能系统,还有一些具有研究意义的候选靶点,包括靶向 Aβ 相关机制(减少 Aβ 的生成,抑制 Aβ 聚集,加速 Aβ 的清除降解及 Aβ 免疫疗法等)、Tau 蛋白通路(降低 Tau 蛋白磷酸化、抑制 Tau 蛋白寡聚化、加速已聚集的 Tau 蛋白降解及

Tau 蛋白免疫疗法)、脂代谢、神经炎症、自噬/蛋白酶非折叠的蛋白质反应、激素/生长因子、钙稳态失调、金属离子、线粒体级联/线粒体解偶联/抗氧化剂、疾病风险基因及相关通路、表观遗传学、葡萄糖代谢等。

（一）最新药物

2021 年 6 月 7 日，美国 FDA 加速批准 AD 单克隆抗体疗法药物 Aduhelm（aducanumab）上市，这是 FDA 自 2003 年以来首次批准治疗 AD 的新疗法，也是首款 FDA 批准的靶向 AD 潜在疾病机理的新疗法。另外，国产抗 AD 创新药 GV-971 甘露特钠胶囊（有效成分为甘露寡糖二酸，商品名"九期一"）获有条件批准上市，用于治疗轻度至中度 AD，改善患者认知功能，在 AD 的治疗上有一定潜力。该药是以海洋褐藻提取物为原料，制备获得的低分子酸性寡糖化合物，是我国拥有自主知识产权的创新药。"九期一"的上市将为患者提供新的用药选择。

（二）传统经典抗 AD 药物

1. 胆碱酯酶抑制剂

用于改善轻中度 AD 患者认知功能。该类药物是第二代选择性 AChEI 药物，其特点为作用时间长，常见的副作用是胃肠道反应、疲劳和肌肉痉挛，无肝脏毒性。所有患者在开始使用之前都应进行心电图检查，因为该类药物有诱发病窦综合征和其他传导异常的风险。如果考虑应用此类药物，对有消化道溃疡病史的患者应注意观察，尚有少数患者在开始时可能表现出认知或躁动的急性恶化，在这种情况下，应立即停止用药。约有 1/3 的患者由于副作用可能无法耐受该类药物，同时需要考虑病人对药物的经济承受力等。

（1）多奈哌齐（Donepezil）

多奈哌齐商品名"安理申"，1996 年美国 FDA 批准上市，是目前世界上应用最广泛的 AChEIs，是一种可逆的选择性乙酰胆碱酶抑制剂。它是一种基于哌啶的有效抑制剂，具有非竞争活性，竞争作用有限。多奈哌齐通过一种有机阳离子转运体穿过血脑屏障，通过抑制中枢神经系统内乙酰胆碱酯酶（AChE）在突触间隙增加乙酰胆碱（ACh）水平，从而改善 AD 患者的认知功能。近年来研究发现,多奈哌齐拥有非常广泛并且复杂的药理学作用:AChEIs(多奈哌齐、加兰他敏、卡巴拉汀)通过一种机制提供神经保护,这种机制不可能与乙酰胆碱酯酶抑制有关;多奈哌齐通过抑制细胞凋亡过程来保护皮质神经元免受谷氨酸神经毒性,并防止缺血性损伤和血管性痴呆;有研究显示多奈哌齐用于具有 P301S Tau 突变的小鼠模型时,可改善神经炎症、Tau病理学、突触丧失和神经元丧失,并降低 Tau 蛋白不溶性和磷酸化;尚有研究确认多奈哌齐具有抗炎作用。多奈哌齐用于治疗轻至中度 AD 和血管性痴呆。能明显抑制脑组织中的 AChE,但对心脏(心肌)或小肠(平滑肌)组织无作用,改善认知功能、总体印象和日常生活能力。对中、重度 AD 也有一定治疗效果。对中度、重度 AD 的早期精神行为异常治疗有效。一般情况下耐受性好,副作用温和且短暂。用法用量:口服起始剂量 2.5～5 mg,每日 1 次,睡前服用,至少维持 1 个月;作出临床评估后,剂量可以增加至 10 mg,每日 1 次,睡前服用,3～6 个月为一疗程。如患者服药后出现失眠等睡眠障碍,也可改为早餐前服用。2010 年美国 FDA 批准了 23 mg 多奈哌齐片剂,用于中、重度 AD 的治疗。有研究表明,应根据病情的严重程度,选择用药浓度,病情严重患者建议选用高浓度 23 mg,但是推荐治疗时机为在使用多奈哌齐 10 mg 3 个月以后。(目前未在国内上市)

(2) 卡巴拉汀(Rivastigmine)

卡巴拉汀又称利凡斯的明,商品名"艾斯能",属于氨基甲酸类,能够同时抑制乙酰胆碱酯酶(AChE)和丁酰胆碱酯酶(BChE),具有双重抑制作用,能提供除 AChE 选择性抑制以外的其他益处,特别是在海马、杏仁核、丘脑等部位存在高水平的 BChE 对治疗 AD 患者的精神行为异常(BPSD)有重要作用,但不良反应也较重,目前该药已在我国临床使用。用于治疗轻、中度 AD 患者,对中、重度 AD 也有一定治疗效果。此外还有研究表明,利凡斯的明对心血管因素导致的痴呆可能有缓解作用,可治疗血管性痴呆;对 AD 伴发心血管疾病患者(例如高血压)疗效好于普通的 AD 患者。用法用量:口服,起始剂量 1.5 mg,每日 2 次,如患者服用至少 4 周以后对此剂量耐受良好,可将剂量增至 3 mg,每日 2 次;如继续服用至少 4 周以后对此剂量耐受良好,可逐渐增加剂量至 4.5 mg,以至 6 mg,每日 2 次。卡巴拉汀最常见的不良反应为呕吐,最少见的不良反应为眩晕。因其有外周的毒副作用,临床应用受到限制。

(3) 加兰他敏(Galanthamine)

商品名"施肌片""尼瓦林",是从雪莲属植物以及我国石蒜植物内分离的生物碱,是第二代可逆性竞争性乙酰胆碱酯酶抑制剂,它具有双重作用,对神经元中乙酰胆碱酯酶有高度的选择性,又是尼古丁和毒蕈碱类乙酰胆碱受体变构性的增强剂。一项临床研究(为期 1 年)比较了加兰他敏和多奈哌齐对认知、日常生活能力、照顾者负担水平及安全性的影响,结果显示,加兰他敏对认知的改善以及护理负担的减轻都显著优于多奈哌齐,而两者对患者日常生活能力的改善与安全性方面,无显著差异。加兰他敏是近年来被批准用于治疗 AD 的一种药物,对改善轻、中度 AD 患者的认知功能、日常生活能力和神经精神症状有显著疗效。用法用量:口服,剂量 4~12 mg,每日 2 次,餐后服用。皮下注射 2.5~10 mg,每日 1 次。常见不良反应为食欲下降,最少见的不良反应为眩晕,未见肝脏毒性。(该药目前未在国内上市)

2. 兴奋性氨基酸受体拮抗剂

除乙酰胆碱系统,Aβ 还通过影响谷氨酸能系统影响神经元的兴奋性,谷氨酸是中枢神经系统中一种最重要的兴奋性神经递质,在学习、记忆、神经元可塑性及大脑发育等方面均起重要作用。谷氨酸能的递质也可能在 AD 的病理生理学中发挥重递质作用,主要分布于大脑皮质、海马、小脑和纹状体。中枢神经系统内大约有 70% 的兴奋性突触是通过谷氨酸激活,这些系统的功能障碍可导致过度和长时间的兴奋作用,进而导致皮质和皮质下神经元的变性和死亡。谷氨酸能神经元的神经递质(谷氨酸)作用是通过兴奋氨基酸受体而实现的,而这个"兴奋性中毒"过程很大程度是通过 N-甲基-D-天冬氨酸(NMDA)谷氨酸受体进行介导。在谷氨酸受体中,NMDA 受体在 AD 患者的大脑皮质中明显减少,其密度可减少多达 60%,导致学习、记忆功能减退。因此,应用谷氨酸受体拮抗药,可调控退化的谷氨酸神经元的突触活性,治疗 AD,成为除胆碱能系统外的又一个 AD 治疗标靶。动物实验显示,兴奋谷氨酸能神经递质系统可导致神经元兴奋性中毒死亡,形成类似 AD 病理的老年斑和神经原纤维缠结。因此,阻断谷氨酸受体对神经元具有保护作用。此外,其影响机制存在多个不同假说,如小胶质细胞对谷氨酸的回收被阻断、谷氨酸突触传递异常、NMDA 受体与 AMPA/Kainate 受体内吞过程的改变、细胞内 Ca^{2+} 浓度升高导致的兴奋性毒性等。其中大量证据支持 Aβ 通过谷氨酸能受体造成神经毒性。例如 NMDA 受体抑制剂 MK801 可以抵抗 Aβ 造成的神经毒性，起到神经保护的作用。因此，小分子 NMDA 受体拮抗剂美金刚用于治疗中至重度 AD。

　　盐酸美金刚（Memantine）商品名"易倍申"，是一种非竞争性 NMDA 受体拮抗剂，于 2003 年被美国 FDA 批准的唯一用于治疗中、重度 AD 的非乙酰胆碱酯酶抑制剂。一项为期 28 周，涉及 252 例中、重度 AD 患者的 III 期临床试验证明美金刚可以在一定程度上改善中、重度 AD 患者注意力、整体功能、独立性以及行为能力，后续涉及 175 例患者的开放式试验表明，美金刚的临床疗效可以持续 1 年。然而，对轻到中度 AD 患者的疗效仍有争议，临床试验结果也不尽相同。尽管美金刚对早期 AD 的疗效有争议，也从未被批准用于治疗轻度 AD，但临床上仍被经常用于治疗早期 AD。美金刚具有保护神经细胞免遭过量兴奋性氨基酸的毒性作用，有研究表明美金刚通过加速受损线粒体的清除，从而有助于治疗自噬或有丝分裂底物异常积累的神经退行性变，可以改善认知功能、日常生活能力、全面能力及精神行为症状。不仅对轻度 AD 有效，还能显著改善中、重度 AD 的临床症状。在临床上对出现明显精神行为症状的重度 AD 患者，尤其推荐美金刚与乙酰胆碱酯酶抑制剂多奈哌齐、加兰他敏或利凡斯的明联合使用，既可以降低兴奋性毒性保护神经，又可以增加脑内 ACh 含量，可显著增加疗效，具有很好的耐受性。一项为期 6 个月对 404例中重度 AD 患者的临床试验证明，美金刚可以增强已接受多奈哌齐治疗患者的认知功能及行为改善。2006 年丹麦灵北公司生产的盐酸美金刚片获得中国国家食品药品监督管理总局（CFDA）许可，美金刚速释剂型已经在全球范围内很多国家和地区上市使用，也是我国 AD 患者主要应用的剂型。而2010 年 6 月美国 FDA 批准了盐酸美金刚 28 mg 缓释胶囊，每日一次口服，用于治疗中重度 AD。国外研究表明美金刚缓释剂与速释剂在治疗中重度 AD患者的过程中相比，有效性、安全性及耐受性同样良好。近年来在美国为了能给患者提供更方便的用药方案，简化患者及看护者的用药负担，缓释剂比速释剂得到更优先的选择。2015 年制药公司将两种不同活性成分的药物合并在一粒胶囊里,研发出美金刚缓释剂/多奈哌齐固定剂量复方制剂 Namzaric(28 mg/10 mg 和 14 mg/10 mg 两种剂量),后者用于有严重肾功能损害的 AD 患者。由于 AD 患者认知功能下降,常常存在漏服、错服药物等现象,固定剂量复方药物 Namzaric 的问世,减少了患者服药的种类和胶囊数量,有助于提高患者的用药依从性,给患者及看护者带来简便合理的用药方案。另外 Namzaric 胶囊也可人为打开,将里面的药物成分撒在食物里服用,方便有吞咽困难的患者使用。在我国,目前 AD 患者应用最广泛的盐酸美金刚仍为速释制剂,若新的剂型盐酸美金刚缓释剂或盐酸美金刚缓释剂/多奈哌齐固定剂量复方制剂在我国应用,将给我国大量的 AD 患者带来更简化更优质的用药方案。用法用量:口服,每次 10 mg,每日 2 次。为了减少副作用的发生,起始剂量每次 5 mg,每日 1 次,晨服;第 2 周增加至 5 mg,每日二次;第 3 周早晨 10 mg,下午 5 mg;第 4 周开始服用推荐的维持量每次 10 mg,每日 2 次。可空腹服用,也可随食物同服。该药临床应用的耐受性很好,副作用较少,其常见的不良反应为轻度的头晕、头痛、嗜睡、便秘、高血压和意识错乱等,若反应明显时需减量或停药。

3. 改善精神和行为症状的药物

使用改善认知功能药物后,精神行为症状仍不能改善时,应寻找其原因或促发因素。可能引起行为异常的原因如疼痛、抑郁、药物副作用、感染、物理限制等。可酌情使用抗精神病药。此类药物使用应从小剂量开始,逐渐增加剂量以达到症状改善为原则。同时根据行为异常的种类、患者的耐受性、是否有其他疾病及服用其他药物等具体情况制定个体化治疗方案,包括以下几种:抗抑郁、抗焦虑及镇静催眠和抗精神病药。如患者表现为抑郁、淡漠、焦虑、烦躁、退缩等应先用选择性 5-羟色胺再摄取抑制剂(SSRIs)类药物。在应用一线药物治疗及 SSRIs 药物的基础上仍出现精神行为症状(幻觉、妄想、激越和攻击行为),可短期、小剂量应用非典型抗精神病药,如利培酮、奥氮平和喹硫平等,其疗效好,毒副反应小,近年来在临床上常用。使用此类药物应与患者家属或陪护者商讨药物的作用和副作用,权衡利弊,谨慎调整剂量。

(1) 利培酮(Rispenridone)

利培酮是一种强的 5-HT_2 和相对弱的 D_2 受体抗药。5-HT_2 拮抗作用较

D_2 强,虽然 D_2 受体作用较 $5\text{-}HT_2$ 受体低,但仍能保持 D_2 拮抗的抗精神病作用特点。用法用量:口服,每日 0.5～2 mg。不良反应为失眠、焦虑、激越、坐立不安、头晕、低血压、反射性心动过速,也可出现恶心、呕吐、腹痛等胃肠道症状,白细胞减少罕见。

(2) 奥氮平(Olanzapine)

奥氮平商品名"再普乐",具有非典型抗精神病药的一般特征,$5\text{-}HT_2$、M 受体亲和力高,镇静作用较氯氮平弱。用法用量:口服,每日 2.5～10 mg。不良反应为头晕、嗜睡、心动过速、口干便秘、失眠、焦虑,也可出现食欲及体重增加。

(3) 喹硫平(Quetiapine)

喹硫平属于二苯并氧氮卓类非典型抗精神病药。作用机制未明,可能是通过拮抗中枢 D_2 受体和 $5\text{-}HT_2$ 受体发挥作用。用法用量:口服,每日 50～200 mg。不良反应轻微,可见嗜睡、头晕和便秘、直立性低血压等,随治疗继续逐渐消失。

4. 脑代谢激活剂

脑代谢激活剂为吡咯烷酮衍生物,临床上广泛用于治疗一般性脑损伤所致认知功能障碍。γ-氨基丁酸(GABA)的环化衍生物是一类对脑细胞代谢具有激活作用,并对神经细胞有保护作用的药物。动物实验证明,此类药物部分通过保护胆碱能神经元功能而起作用,可防止 ACh 浓度降低,同时刺激突触前膜对胆碱的再吸收,加速 ACh 的合成,从而阻止记忆力减退。选择性作用于大脑皮质和海马,可延缓 AD 患者的病程发展,对改善命名、远期记忆和近期记忆均有较明显的作用,而药物本身没有直接的血管活性,也没有中枢兴奋作用,对学习记忆能力的影响是一种持久的促进作用。因其有效性和安全性还不确定,使用时应用于有选择的病人或作为辅助性治疗。

(1) 吡拉西坦(Piracetam)

吡拉西坦商品名"脑复康",能激活、保护脑神经元,改善各种类型脑缺氧及理化因素造成的脑损伤,改善脑部循环及抑制血小板凝集等。用法用量:口服,每次 0.4～1.6 g,每日二次,或静脉滴注 4～8 g,每日 1 次。不良反应偶见口干、食欲缺乏、便秘、失眠,停药后即可消失。

（2）茴拉西坦（Aniracetam）

茴拉西坦又称阿尼西坦，商品名"三乐喜"，为吡拉西坦衍生物，可通过血脑屏障，增加磷脂吸收以及蛋白质的合成。可以改善长时记忆、短时记忆及学习等神经系统功能。用法用量：口服，每次 0.2 g，每日 3 次。不良反应偶见口干、鼻塞、嗜睡、便秘，停药后消失。肝、肾功能严重障碍者慎用。

（3）奥拉西坦（Oxiracetam）

奥拉西坦又称奥拉酰胺、羟氧吡酰胺，商品名"健朗星""脑复智"等。首次由意大利史克比切姆公司于 1974 年合成，1987 年上市。我国 1997 年研制成功胶囊制剂。奥拉西坦具有乙酰胆碱激动作用，可逆转学习记忆降低，用于老年性痴呆和记忆障碍症，奥拉西坦只对特定脑区胆碱酯酶发挥作用。用法用量：口服，每次 800 mg，每日 2～3 次，重症患者每日口服 2～8 g，或遵医嘱适当增减。静脉注射或肌注，每日 1 g。

5. 脑循环改善剂

脑循环改善剂是改善脑血管血流和扩张脑血管，增加脑细胞供血、供氧的药物。在延缓老年人大脑衰老、增强记忆力方面，具有常规药物难以实现的效果。可改善 AD 患者的认知功能，代表药物如麦角碱类衍生物尼麦角林、钙离子拮抗剂、银杏叶提取物制剂等。

（1）尼麦角林（Nicergoline）

尼麦角林商品名"尼舒""脑通"，是一种麦角碱衍生物，具有较强的受体阻断作用和血管扩张作用，可加强氧和葡萄糖的利用以及促进神经递质多巴胺的转换，加强脑部蛋白质生物合成，营养神经细胞，促进神经递质传递。但其有效性和安全性尚不确定。用法用量：口服，每次 5 mg，每日 3 次。不良反应主要有胃肠道反应、皮肤潮红、困倦、头晕、失眠、低血压等。孕妇、哺乳期妇女及儿童禁用。

（2）钙拮抗剂

钙拮抗剂能抑制钙超载，减轻血管张力，增加脑血流，改善缺血缺氧，进而改善学习记忆与认知功能，目前应用较多的有尼莫地平、氟桂利嗪、维拉帕米等药物。最近研究表明，在 AD 发病初期，神经元会释放过量的钙离子，引起钙超载，从而触发或加速 AD 众多病理生理过程。

（3）银杏叶制剂（Ginkgo leaf preparation）

银杏叶制剂来源于天然植物的提取制剂，具有多种药理学活性，与其包含的各种成分有关，可清除自由基，抑制缺血再灌注损伤，改善血流变学，通畅血管，改善脑循环，抑制血小板激活因子，增加脑细胞对缺氧的耐受，尤其对老年患者。用法用量：口服，每次 40～80 mg，每日 3 次。不良反应极少，偶见轻微胃部不适、头痛及皮肤过敏。

6. 抗氧化剂

氧化应激反应增加 Aβ 对 AD 大鼠模型神经毒性，氧化应激过度及自由基自身毒性可导致神经细胞变性。抗氧化剂可以保护神经元免受 Aβ 诱导的神经毒性作用，自由基清除系统具有保护作用，使其免受自由基的攻击，减少神经细胞的损害。代表药物有司来吉兰、维生素 E、褪黑素、B 族维生素等。

（1）司来吉兰（Selegiline）

该药是选择性、不可逆性单胺氧化酶 B 抑制剂，可减少脑内儿茶酚胺降解，抑制神经细胞变性，减少线粒体自由基，具有神经保护作用。长期服用可防止和延缓神经细胞变性。用法用量：口服，初始剂量每日 5 mg，可增至每日 10 mg，分 1～2 次服用。较常见的不良反应有身体的不自主运动增加、情绪和其他精神改变、眩晕、失眠、口干、腹痛、恶心和呕吐等。单独服用本药时不良反应较少见。肝转移酶可暂时性增高，偶有焦虑、幻觉、高血压危象的症状。可减少或抑制唾液分泌，因此可发生龋齿、牙周病、口腔念珠菌病等。

（2）维生素 E（Vitamin E）

维生素 E 有抗氧化作用，可防止体内过氧化物生成，对延缓衰老有作用，目前作为抗衰老药已在临床广泛应用。它可以保护 AD 患者脑细胞中受损最严重的线粒体，改善自由基清除作用。有研究显示，AD 患者脑脊液中维生素 E 的浓度通常是降低的，补充维生素 E 可有效地阻止脑脊液脂蛋白和大脑皮质神经元的氧化。大剂量口服可抑制和清除海马 CAI 区 Aβ 的沉积，具有延缓衰老、减缓 AD 发展的作用。

（3）褪黑素

褪黑素是一种内源性的自由基清除剂，能促进体内多种抗氧化酶的活性，直接清除自由基或协同抑制自由基的产生；同时还能减少 Aβ 的形成，减少 Aβ 的沉积，抑制 Aβ 的神经毒性作用。褪黑素是一种诱导自然睡眠的体内激素，它通过调节人的自然睡眠而克服睡眠障碍，提高睡眠质量，它与其他安眠药的最大区别在于，褪黑素无成瘾性，无明显副作用，晚上睡前口服 1～2 片（约含褪黑素 1.5～3 mg），一般 20～30 分钟内就能产生睡意，而早晨天亮后褪黑素自动失去效能，起床后无后遗作用。研究显示，褪黑素作为内源性神经内分泌激素，对中枢神经系统有直接和间接的生理调节作用，对睡眠障碍、抑郁症和精神疾病具有治疗作用，并对神经细胞有保护作用，还可以治疗忧郁症和精神病。

（4）B 族维生素

B 族维生素可使 AD 患者的某些症状得到改善。维生素 B_1 能促进生物能量转化，增强脑对葡萄糖的摄取和利用，对 AD 患者起到协同治疗作用。叶酸（维生素 B_9）是一种能与叶酸受体结合的小分子，在细胞代谢活动中起着重要的作用，例如在 DNA 和 RNA 的单碳代谢中起着辅助因子的作用，在体内的核苷酸和氨基酸生物合成中起着重要的作用。钴胺素（维生素 B_{12}）是分子质量最大的，也是生物学中最复杂（15 个官能团）的辅助因子。钴胺素因其能促进脱卤反应而得到了广泛的关注，且有证据表明，有几种厌氧细菌引起的 12 种脱卤反应的细胞成分很可能是过渡金属辅酶。在怀孕和哺乳期间，钴胺素的需求会增加，以满足母亲、胎儿和婴儿的需求。

（三）新药研发现状

1. 靶向 Aβ 的治疗

在 AD 药物的研发进程中，靶向 Aβ 的药物研发一直占据着主导地位。目前临床试验中的治疗策略包括：减少 Aβ 的生成和聚集、加速 Aβ 的降解和清除及免疫疗法。Aβ 在大脑内的过度累积是导致 AD 的关键因素，因此抑制 Aβ 的生成是一个有效的作用靶点。其中 β-分泌酶（β-位点淀粉样前体蛋白裂解酶1，BACE1）和 r-分泌酶的活性在 Aβ 的产生中起着关键作用。因此，可以通过抑制 β-分泌酶和 γ-分泌酶的活性来减少 Aβ 的产生。BACE1 的剪切是

Aβ 产生的限速步骤。近年来，多种 BACE1 抑制剂被研发出来，但只有 5 种进入三期临床试验，即 Verubecestat、Lanabecestat、Atabeecstat、Umibecestat 和 Elenbecestat。由于缺乏疗效和/或存在相关的副作用，这 5 种进入三期临床试验的 BACE1 抑制剂均宣告失败。靶向 γ-分泌酶的药物也可以减少 Aβ 的产生。进入临床研究的两种 γ-分泌酶抑制剂（Semagacestat 和 Avagacestat）和一种 γ-分泌酶调节剂（Tarenflurbil）也因为缺乏临床疗效和/或存在相关的副作用而宣告失败。

人们发现可溶性的 Aβ 寡聚体是最具神经毒性的形式，在 AD 的病理发展过程中起到了至关重要的作用，因此抑制 Aβ 聚集是治疗 AD 的有效策略之一。小分子抑制剂可以与 Aβ 结合，抑制寡聚体的形成，从而减轻 Aβ 诱导产生的神经毒性。Scyllo-inositol 是一种潜在的 Aβ 聚集抑制剂，动物实验表明 Scyllo-inositol 可以显著抑制 Aβ 的聚集，改善 AD 小鼠的认知障碍。然而在一项针对于轻中度 AD 患者的二期临床试验中，Scyllo-inositol 没有表现出任何临床改善效果，并且在高剂量作用下，还存在严重的副作用。Tramiprosate 是另外一种进入临床的抑制 Aβ 聚集的药物，可通过与可溶性 Aβ 结合来抑制聚集，从而减少 Aβ 在脑内沉淀。在一项针对于轻度 AD 患者开展的三期临床试验中，对照组和治疗组的认知水平没有显著性差异，但是 Tramiprosate 对携带纯合子 ApoE$_4$ 基因的患者表现出了一定的临床改善效果。考虑到 Aβ 的过度积累是导致 AD 的主要原因，因而通过特异性 Aβ 抗体促进其清除是一种合理的策略。事实上，以 Aβ 为靶点的免疫治疗是最有希望延缓 AD 进展的一种治疗策略。这种治疗方法可分为两种：诱导免疫系统产生自身抗体或直接注射外源性抗体，分别进行主动免疫和被动免疫。在过去的十年中，这两种方法都得到了广泛的研究。

被动免疫治疗是另一种靶向清除 Aβ 的策略，通过注射单克隆抗体来实现，该方法疗效差异性小且不良事件风险低，也是迄今为止临床试验中研究最多的方法。目前，已经有 6 种抗体进入三期临床试验阶段：Bapinezumab、Solanezumab、Crenezumab、Gantenerumab、Aducanumab 和 BAN2401。但是目前针对于 Aβ 外源性抗体的临床数据并不乐观，临床数据显示这些单克隆抗体缺乏良好的临床疗效。

2. 靶向 Tau 蛋白的治疗

Tau 蛋白过度磷酸化形成的 NFTs 是 AD 另一主要病理学特征,越来越多的证据支持 Tau 蛋白在 AD 病理学中起着重要的作用。靶向 Tau 蛋白的治疗策略包括针对 Tau 蛋白生成、防止 Tau 过度磷酸化和聚集、稳定微管结构和通过免疫疗法促进 Tau 蛋白清除。但是这类药物仍然处在临床药物试验阶段,目前为止还没有进入三期药物临床试验。

3. 基因治疗

目前已知与 AD 相关的四种基因:淀粉样前体蛋白(Amyloid Precusor Protein,APP)基因、早老素 1 基因(Presenolin-1 Gene,PS1)、早老素 2 基因(Presenolin-2 Gene,PS2)和载脂蛋白 E_4(APOE ε4)。

第二篇　陪护手记

一、日常生活陪护

（一）早诊断早治疗

阿尔茨海默病（AD）的起病很隐匿，开始时可以仅出现 1～2 个症状，多不为家人重视，以后症状渐多，出现核心症状，即该病患者必具备的症状，如记忆障碍、定向障碍和判断障碍等，还伴有外围症状，如抑郁、焦虑、兴奋、妄想等。症状多样，如家人不细心观察、及时就医，常不能早期诊断、及时治疗。

2009 年底夫人明出现的两个现象引起了我的怀疑。第一件事，结婚以后我们家财务一直由她管理，夫人很细心，而且有耐心，记忆力强，计算力精准。退休后她将不用的钱买成银行理财产品，这样可以保值，还略有增值。有一天她告诉我不能做了，她把整齐有序的记账本递给我。看她求助的表情，我就乐意接受了，我说："以后不懂的地方，你要帮助我。"第二件事，有一次中午我在厨房忙烧菜，问她现在几点钟，她看了墙上的挂钟告诉我："短针在 11 到 12 之间，长针在 6 字上。"我回厅一看是十一点半。她突然这个不会表述了，我感到奇怪，也十分紧张。我复习日本学者提出阿尔茨海默病早期的 28 个典型症状，如：总是找东西；把东西到处藏；自己也不知道放在什么地方；刚见过的人马上忘记；反复说同一件事；说话前言不搭后语；总是忘记最近发生的事等。认为有 4 项以上就可疑诊本病。她有一位同班同学在脑科医院做精神科主任医师，建议我们去门诊做进一步检查。我们是以看望她老同学的名义去门诊的，否则明是无论如何不肯去的。医师以谈"家常"的方式把简易智力检测表做了,如"今年多大?""现在住哪里?"等,精神状态检查量表仅做了部分。最后决定做头颅核磁共振检查,结果显示:两侧大脑半球半卵圆中心、放射冠、基底节区见多发点、片状 T_1、T_2 异常信号,诸脑室、沟池裂隙扩大,两侧海马容积略少,周围脑沟池轻度扩大。根据临床表现和核磁共振检查结果,当年确诊为阿尔茨海默病轻型,最后选择口服安理申治疗。医生建议口服初始量每日 5 mg,因为明对药物作用极敏感,服药后有反应,我随后改为每天 2.5 mg,不良反应消失,同样对改善认知功能有效。如此剂量一直服用到 2017 年(共计 8 年)。因为效果变差,才改用安理申每天 5 毫克,服药至今仍有效果,无不良反应。2021 年初,效果渐差,时有吵闹。医生建议加服美金刚,美金刚对中重度阿尔茨海默病有效,而且与安理申联合应用,有协同增强效果。2021 年 6 月开始每日服 5 mg,是医生推荐初始剂量的一半。2022 年 3 月因为经常吵闹,改每日口服 10 mg,疗效与反应仍在观察中。读相关专业书方知 AD 患者早期有诊断价值的线索是计算能力下降,虽然认知的其他功能都下降,但由于机体的代偿,症状可以不显现,不会引起患者和家属的注意。不会看钟和检查测试画钟试验也是测试早期认知功能低下的一个指标,所以明真正的发病日期可能还要向前推 1~2 年。

(二)穿衣

明得病后对天气冷暖反应迟钝。天冷不知加衣服,天暖和不知少穿。我每天要关心当日和次日温度高低,根据气温预报将要穿的衣服放在床边,每天早晨把她喜欢穿的衣服放在一起,让她挑选,不要命令她穿什么,这样会诱发她生气吵闹。叠好的衣服按次序放在床边,让她由里到外自己穿,凌晨穿衣服时,明会问我先穿什么后穿什么,我要一件一件告知,而且有时穿衣次序还要当场指导,切不可说完就离开她,要看她完全正确穿好才行。第二天还要重复如此关照,因为患者记不得昨天穿衣程序,也记不得以往一年四季穿衣的多少和程序。三岁小孙子在家,我教两次以后便会自己穿衣服。对患者我要时刻在她左右,否则衣服穿得令你啼笑皆非,冬季寒冷还会受冻生病。

明喜欢穿自己熟悉的旧衣服,有的衣服虽然以往喜欢,但病后喜好改变,她不喜欢穿的衣服我从衣柜中移开。两件旧毛线衣,袖口和领子磨破了,我带她去超市、商店买新的,我替她选中的,她都摇头以示不喜欢。她说旧毛衣是自己亲手织的,她可以自己重织。我把织毛衣的针和线都准备好,她把毛线衣袖口也拆了,结果放在家中一两个月,也未能完成。无奈,我请邻居小王来帮忙,一会儿任务就完成了。她对衣服的颜色也一反常态,过去常穿的紫红色旧衣服一概不穿,从头到脚不能带一点红色,要求穿黑衣、黑鞋,家中的拖鞋也要穿黑的,即使冬天在家也穿黑色皮鞋。我如果试图说服她或要求她改正,绝不会成功,反会引起大闹。解决方法是按她的意愿做,把黑色棉皮鞋底擦干净专门在家穿。无形中家中不少质量好的衣服被打入"冷宫",新衣服又很难进门,老人的怀旧、落伍和拒绝接纳新事物可以理解,对 AD 患者更是如此。对待患者应尊重她的意愿,在不违反常理的情况下,尽量让患者高兴。

(三) 食

AD 患者的食欲一般都很好。患者多是老年人,食量一般不大,但饮食次数要增加,一天要吃 5~6 餐。她从不说肚子饿,只说她没有吃饭,我不会去纠正她,正餐之间我每次给她准备少量点心或者水果,开始量多一些,越接近正餐时间,食物要尽量少些,免得在吃午餐、晚餐时吃不下食物。给了她吃的点心,她就安定下来。开始,我怕她患糖尿病,后来多次空腹血糖检测均在正常范围,也就放心了。她会忘记吃过饭这件事情。她的血脂和尿酸高,我在制订食谱时要考虑这些因素。一方面使原有疾病不加重,另一方面我也想通过降低血脂,来改善她的 AD 症状。早上我选半脱脂高蛋白牛奶,中午首选鸡肉、牛肉和鱼肉,一周吃两顿瘦猪肉,适量补充黄豆制品。中餐蔬菜较多,下午有水果,晚上吃些坚果。菜量要适当,菜的品种不宜过多,中晚餐一般是一荤一素一汤,素菜中我常加豆腐、干丝、木耳(香菇)或红肠切片,做到一菜含多种营养成分,口味也更好,每天换品种。千万不可让她过饱,也不能选择她不喜欢吃的食品,如辣的和酸的食品。引起化验异常的食物我尽量减少,体检化验结果越来越好,这可能也是使病情进展缓慢的原因之一。吃饭时,彼此尽量少说话,最好不讲话。吃鱼把骨刺先剔除,最好吃去骨的黑鱼片,免得鱼刺卡喉。喝汤不说话,饭和汤不要混合在一起吃。有一次她将汤从鼻孔中喷出,这很危险,因为一不小心会引起吸入性肺炎。老年人吞咽功能差,AD 患者则更差。一旦患肺炎,患者会更快逝世。陪护者一定要陪患者进餐,时间不宜快,让患者感到安心舒适。

（四）住

我家住在三层，没有电梯，明每次从外面回家进房门后都感到小累。我从不让她拎东西，她患有腰椎压缩性骨折，医生嘱咐不可携重物。下楼时我走在她前面，或者携手并肩下楼，上楼时我走在她后面，防止她突然摔倒，紧急时我可以扶她一把，避免受重伤。病后她喜欢把双手放在口袋中，上下楼时要提醒她把手放在衣袋外，一手扶楼梯，摔倒时可起到平衡作用或抓紧扶梯。住在三层，阳光充足，躺在大阳台摇摇椅上，特别在冬季，真是一种享受。

（五）行

明从小跟随其父亲走路，她父亲每日打拳，身体健壮，步速很快，所以她养成了快走的习惯，即使患病后亦如此。我平时还跟不上她的步伐，我常提醒她放慢脚步，因为快走的人摔倒比慢走的人要伤得严重。遇到雨天地滑，我就搀扶她的手并肩走路。她有一个习惯：路中有浅水塘或者窨井盖，她常纵身一跳而过，不愿绕着步行。她怕污水溅到腿上或窨井盖不能负重。跳跃而过极其危险，老人骨质疏松，骨折后则可能会一病不起，重则丧命。出门时一定穿防滑旅游鞋，避免摔倒。在车站等车，人多车多，常常会混乱成一团，千万不要让她离开你的视线，最好让她先进车厢找一个位置坐下，我就站在她身旁，千万不要在离她较远的位置坐下。乘客多时彼此看不到，她会很紧张。车厢后面有空位也不要选择它，因为有几级台阶，上下车时极不方便，容易摔倒。我稍不留神，她会蹬蹬蹬逐级走到车厢后面高座位坐下，周围老人都感到惊讶，她从不承认自己是耄耋老人，更不承认自己是病人！

（六）厕所

家中厕所是生活中的重要场所。明发病前家中常有客人来访，我们习惯将位于客厅旁的厕所大门紧闭，厕所门与房门的淡黄色一致，使人不觉有厕所，只有需要时才推开门，厕所非常隐蔽。现在患病了，明常常会找不到厕所。现在探访者很少，所以我一直把厕所门半开或全开，或者在门上贴有厕所的标记，让她容易找到。厕所门内板装有旋转锁，我把它堵死或拆除，免得她误操作后出来困难。上完厕所要冲水，她往往压得过重，导致橡皮盖不落下，致使马桶一直漏水。有时我在厨房、阳台做其他事，不能及时发现，所以我将马桶进水阀门关小，使流水量变小，充满时间变长，以便我可以及时发现漏水情况，节约用水。厕所内有积水要及时擦干，为防止滑倒，最好垫防滑毯，在主卧室的厕所内，装一个光感性调控的小夜灯，天黑后它会自动亮灯，次日早晨光线充足时自动熄灭。这样患者夜间独自起床上厕所时不会摔倒，也可以在我偶然熟睡不知她起床时而为她开灯。不少患者即使找了护工，也可能夜间独自起床摔倒，引起股骨颈骨折，最后导致死亡，教训极为沉痛。她夜间起床小便时，我多数做到将房灯打开，避免她夜间跌倒，因为 AD 患者的夜视觉比常人差。

（七）谈话

明毕业于无锡一女中，1961 年南京医科大学毕业，毕业后留校任教，从事超微病理研究工作。1996 年晋升为正教授，全校和六个附属医院竞聘一个正研究员岗位，竞争相当激烈。当时她和我都是文学爱好者，平时我们语言交流不乏幽默，成语和典故出口成章。她患病后我们间的语言交流有些梗阻与不畅，开始我怀疑是助听器出了毛病。因为助听器已经使用十余年。我们到丹麦奥地卡助听器门市部对助听器进行检测，发现一侧助听器功能确有衰退，换了一只新助听器戴上，发现结果很不理想，用与不用效果一样。后来我发现我靠近她耳朵讲话，她是听到了我的声音，但不明白我的意思。我蓦然醒悟，她的不能理解与智力衰退有关。我把对她讲话的句子缩短，用词简单浅显，她才可以明白我讲话的内容。我现在宛如跟一个小孩在交谈，我又宛如和一个中文水平一般的老外在交谈。必须改变我的讲话语速和用词，才能做到使她明白我的意思。我也理解在我和一群同事交谈时，她虽然在场而一言不发的原因了。所以我俩在家时，要多说话多沟通，提高她的说话兴趣和能力。为什么到老年公寓休养的 AD 患者，住院久了，个个变得呆若木鸡，少言寡语？正常人应该俯下身来，怀有一颗童心和患者亲切交谈，而不是居高临下，认为患者痴呆了，不值一谈，这样会促进病情加重和恶化。良好的陪护，一举一动，一言一行，都能和该病的药物治疗起到同样的效果，甚至更好。

（八）不要旅游

明从小喜欢读书，不太喜欢去旅游。我们结婚后国内各大城市和知名景点都游览过，包括四大名山、长江、黄河。全国十大风景区，除台湾日月潭外都去过。南京风景名胜和古迹年年游览。她患病后,开始我想带她旧地重游,散心休闲。几次以后,我发现这是大错:每次回家她都疲惫不堪。我问她景点情况,她一概不知。我才醒悟带 AD 患者游玩多个景区是得不偿失。患者记不得看到的一切。后来我决定仅去离我家两站路的莫愁湖游玩,观赏树木花草,围着湖岸走一圈,走累了就在湖边廊桥上休息,观看湖上游客划船。听着轻快的音乐,饿了吃点自带的零食和饮料。这样既不累,又享受到大自然的清新空气和阳光。园内游人络绎不绝,有时也会遇到医科大学退休同事,久别相逢更是亲密无间。在公园内玩 2 个小时就回家烧饭、休息,她也不感到累。她对反复去莫愁湖玩并不反感,因为她也记不得最近才去过。我们达到散心锻炼的目的,这是最主要的。

我们儿子和孙子从美国回国后要带我们夫妇到外地旅游,我们都婉言谢绝了。我知道我可以享受到旅游的快乐,但对于患者却毫无意义,还是沉重负担,不会对疾病有益,只会加重。我不认为旅游会缓解病情。每换一个她不熟悉的环境,卧室和卫生间变了,就餐的环境变了,她是非常害怕的,如果陪护人不在现场,她更害怕。每天的旅途劳累也是她不能承受的。相反,新风景在她脑海里无任何印象,也无法带来愉悦。不安和疲惫不堪却切切实实压在她身上。

(九)可怕的遗忘

遗忘是 AD 的核心症状,也是该病早期轻度的常见症状。一个炎夏的凌晨,明醒后问我她的手表在哪里。我告诉她在床头柜抽屉里铁盒中。她打开床头台灯,拉开抽屉打开铁盒,看到心爱的镀金手表静躺在盒中,于是关上台灯继续睡觉。大约两分钟后又问我她的手表在哪里。我告诉她在床头柜抽屉里铁盒中。她又打开床头台灯,拉开抽屉打开铁盒,看到心爱的镀金手表仍旧静躺在盒中,于是关上台灯,心满意足睡下。大约两分钟后还是问我她的手表在哪里。我依旧告诉她在床头柜抽屉里铁盒中。她打开床头台灯,打开抽屉中的铁盒,看到……,如此反复近十次,对刚才发生的一切事情她全不知晓。宛如一盆清水倾倒在光滑的石板上,点滴痕迹全无。对所做的事没有丝毫记忆,虽然找手表重复多次,但好像一切从未发生过。这对亲人来说,无疑是最深切的痛。对陪护者来说是细心与耐心的考验。

我意识到反复说是不能让她满足的。我立即起床,将她心爱的手表为她戴上,她会心微笑,安然入睡,再也没有问她的手表在哪里。从此,一年四季,都把她心爱的表戴在手腕上,其实她不能读出手表上的时间。对待患者的要求,仅仅解释是没有用处的,因为患者缺乏理解和记忆,最好的方法是满足患者的具体要求,让她感到安心、开心! 如果连问两遍,就应该及时将手表替她戴上,这样会事半功倍。

我家东西会游走

大概十年前

我家的所有物品

除了木质家具和大型电器

都会发生游走

今天少了眼镜和书

明天缺了梳子和手表

凡是用过的东西都会别处藏

每天都在各处找

多数物品数天内找到

有些东西一月一年也难觅

当事人全然不知

陪护者变成侦探

好笑好累又好伤心

(十) 彼此珍惜

明是一位善良贤惠的妻子,虽然学习和工作很忙,但对孩子的教育一点不马虎,家事也都抢着做。患病后这方面的劳作越来越少,但在很多方面我能体会到她仍想做,可是力不从心。吃完饭她很快就把碗筷搬到厨房,撸起袖子要洗碗。我洗菜、切菜,她要抢着做……都被我阻止了。我只希望她在我的视线内做些轻微工作,如把洗净的碗放到碗橱内,把洗干净的衣服穿在衣架上,让我挂到窗外……做些轻活无危险的劳动,她很开心。深夜起床小便,她不肯打开床头灯,怕惊醒我,想让我多睡一会儿。只要我不沉睡,都会及时打开床头灯(虽然一直有感光小夜灯),免得她碰伤跌倒。夜深人静,彼此一个眼神,一丝微笑,虽然没有言语,我们彼此都感到温暖与幸福。少麻烦人是她的一贯作风。中年时因肾结石住院手术,我聘用一位女护工深夜照护她,结果她挂着吊瓶自己去厕所……同室病友对护工很有意见,她替护工解释说,她们也很辛苦。

灯

七十年前

我俩在煤油灯下复习功课

五十年前

我们仁在日光灯下看书

现在

她在床上睡觉

我坐床边陪护

床头灯下写诗文

(十一) 沐浴

家里现在就我们夫妇两人。明患 AD 后,我没有意识到一个在常人看来最简单的事都要做精心策划。我事先用电热水器将热水烧好,将她的换洗衣服准备好,认为一切就绪我就进卫生间浴缸洗澡了。因为天气较冷,我把浴室门关上。洗了一半,我听到外面有闹声,仔细一听,原来明在厅内因为几个房间找不到我,她以为我外出了,把她独自留在家中,所以害怕得大哭。其实,我在进浴室洗澡前反复告诉过她,可是她很快遗忘得一干二净。我只得马上裹着毛巾冲出来,总算解决了这场危机。我明白患者不能独处,她极其胆小害怕。多次交代事情对常人没有问题,但对待 AD 患者是没有用的。以后我先洗澡,我把她也请进浴室坐在凳子上,她很安心,并且不断地和我开玩笑。这样我洗澡时很定心。我洗完澡后再安排她洗。我也不能离开,要帮她调节水温,调整出水量,我拿着水喷头为她淋水,随时注意水温的变化,她自己调节水温常不成功。要帮她擦洗背部。冲洗擦干后跨出浴缸也要特别注意她,一不小心可能就会摔倒。家中有了这样特殊的病人,如果你的思维不随时调整,很容易造成不良后果。我认识的一位同事,家中用煤气热水器,洗澡时调节不好,几次努力不成,儿女又不在身边,只好作罢,极其可怜。家中最好用电热水器,而且事先烧好,洗澡时最好关掉电源,浴缸外要放防滑垫。洗澡时间最好选择在下午,洗澡前为防止低血糖,我们先吃些点心和牛奶麦片粥。沐浴对常人是简单平凡事,对患者而言,诸多小事都要考虑周全。

（十二）我没有吃饭

吃过早餐和中餐大约一小时后,明常对我说:"我没有吃饭。"开始我没有注意,就如实说:"你吃过早饭了。"她坚持说:"我没有吃饭。"为了证实我说的是事实,我把她早上吃的半脱脂牛奶、豆沙包告诉她。问她:"肚子饿了吗?"她没有吭声,满脸不高兴。过了几分钟又说:"我没有吃饭。"我开始琢磨,这个可能是 AD 症状之一。饭后一小时胃部可能排空,产生食欲。另外食物中枢也受病变影响,不能判断,主要她还有遗忘症。她不能记住吃过饭的事情。陪护者切不可对患者要求置之不理,或者对她训斥。这样会引起患者反感,最后发生暴力。此后,她说没有吃饭,我不去解释,也不去和她争辩,立即提供点心、饼干或糖果,满足她的要求,她显得很开心。临时提供食品的量不宜太多,特别是快到吃正餐时,如果你提供的食品量太多,在吃正餐时会食量减少,影响食物的均衡和营养的供给。老人用餐次数会增加,AD 患者更是如此。所以每餐不必像正常人吃得饱足,大约常人的七成即可。她说没有吃饭时,要和蔼可亲地给她一些点心,让她获得尊重,心情愉悦。一个上午可能要提供3~5次的加餐。

（十三）唱歌

明不是文艺人才,平时也喜欢唱唱跳跳,但均不精通,唱歌五音不全,跳舞舞姿不美。患病后也会不自觉哼唱,情绪不佳想父母时,唱歌曲《我的家在东北松花江上》:"九一八,九一八,从那个悲惨的时候! 脱离了我的家乡……"有时进入情境会痛哭流涕,我会引导她尽快离开情深意浓的心境,终止如此悲伤。

高兴时，她会唱儿歌《读书郎》："小嘛小儿郎，背着那书包上学堂，不怕太阳晒，也不怕那风雨狂……"此时我也随着她的节拍，一起唱一起跳，只要不在夜深人静时，我们会在厅里木地板上欢乐一阵。结果满身有汗，开心无穷，好像我们双双又回到了天真活泼、欢乐和幸福的童年。悲伤会加重抑郁，会加重病情；欢乐会使人心情愉悦，缓解病情。在尽可能多的时间让她回到童年记忆中。最少每天有 2 次，这是我的体会。

（十四）喜欢动物和小孩

明患 AD 后，智力逐渐下降，因此，她特别喜欢小孩，尤其 2～5 岁的小孩。她会主动停下来和小孩打招呼，还用各种手势逗小孩笑。小孩可能在家寂寞长了，也乐意和她互动，我和对方家长都站在旁边微笑，多数家长认为老人喜欢小孩，儿孙可能不在身边，不怀疑她有病。在新冠病毒暴发前，她常要抱抱小孩，都被我劝止了。因为她患腰椎压缩性骨折，医生嘱咐不能负 20 斤以上的重物，现在小孩常常超重。遇到庭院内老年妇女她会微笑招手打招呼，聊几句家常，对人特别亲切。

她还喜欢小动物，尤其是小狗、小猫和小鸟。庭院中常有猫狗出入，我与小狗主人讲话时，小狗在她腿旁亲热跳跃，以后一见到她，就上蹿下跳，亲热无比，有时小狗会伏地让她抚摸，逗得她开怀大笑。幸好她没有坚持要喂养一只小狗。对于大狗她很害怕。一看到猫她就学猫叫，以前她会经常到楼下喂猫，猫也会跟她对叫，她感到十分开心。对于其他动物如布谷鸟、喜鹊等她认识的鸟会学它们的鸣叫，其他动植物因大多不识，兴趣也不大。

她的手机几乎不用，都是我帮她使用。她有时也会有兴趣打开看看。我将微信中收藏的动物抖音视频给她看，节目短小，风趣无比，引得她哈哈大笑。在平板电脑上我将《动物世界》上有趣的动物故事放给她看，我一定坐在她身旁，随时做解释才会让她兴趣大增。

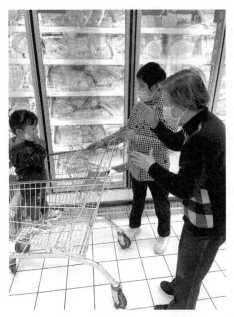
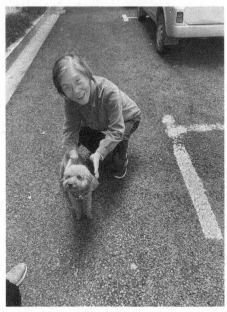
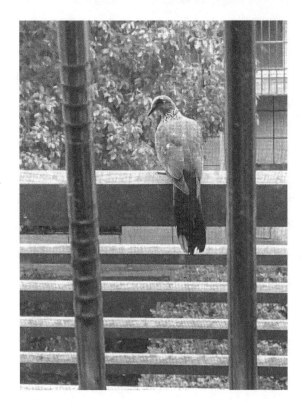

（十五）理发

明的性格有些内向，发病前就不喜欢去理发室剪修头发，或烫发染发。她的理由是让一个陌生男人在头上抚摸不习惯，而女理发师较少，这样就养成了她懒于去理发室的习惯。前年理发室一位男理发师动作过快，将她的头发剪短成三毛头，她一直耿耿于怀，4 个月后才恢复原样。从此我成了业余理发员。幸好在理发师理发时我注意过理发师为明理发的操作流程，加上在美国学习期间我们中国学者都是互相理发。现在每次替她剪发，长短式样一切听她的，她还是满意的。

（十六）染发

明在 45 岁时头部出现几根白头发，开始时自己用手拔除，未予重视，后来白发逐渐增多，也从头顶扩展到两颞上部。此时开始染发，每 2～3 个月染一次。开始她对着镜子自己染，我发现她染的头发，不少近头皮处未染色，这样白发又会很快长出。另外不少头皮上也被污染成黑色，这样染发剂中的联苯胺更容易被吸收，对身体健康有伤害。因此，我决定替她染发。四十年来，我基本做到每 2～3 个月为她染发一次，包括在美国学习期间也未中断。她原先许诺到七十岁不染发，后改为八十岁不染发。现在每天看到白发从根部冒出就不高兴。看来我的染发工作要一直做下去，每年染发 3～4 次。对于智力衰退患者不要较真，满足她的愿望，对她的疾病可能有好处。她曾表示八十岁后不再染发。可是快到八十岁的时候，特别在患 AD 后，她改变态度，要求继续染发，但染发的频率变小，延长到 3～4 个月染一次，她对于头顶的白发也不像以前那样苛刻计较。常常惊讶地问我头发为什么白了。我告诉她我们老了，她不认老，只承认她是 1936 年出生，现在 63 岁，是永远不会长大的 63 岁。

每次在公共汽车上，有人会给我让座，因为我是满头白发的老人，我总是让她坐下，车上可能有人会奇怪：白发人让座给黑发人？患者得病后追求仪表美丽的心没有变，自尊心强没有变，陪护人应尽量满足患者的愿望。

至于染发，我做染发师工龄已四十余年了，她都夸奖我细心耐心，技术比理发师高超，这也是迫使我成为一个快乐多面手的原因。

（十七）关心大小便

明患 AD 处于轻度到中度，大便小便均能自理，这是万幸之事。但我仍需时刻关心她。有时她会找不到藏在卷纸盒中的手纸，十分着急，病前她是知道放手纸的地方的。现在我在卷纸盒上增放一卷纸，免得她找不到时痛哭流涕。大便后清洗是她几十年的习惯。我申请安装智能马桶盖，结果因不配套拆除未用。如果能装上，按钮众多复杂，看来她也不能操作。她大便结束后，我会及时将盆中温水准备好，她能自己清洗。近期她下蹲困难，我把抽水马桶盖掀起，放上不锈钢盆或塑料盆，注入温水，她可以坐在马桶上清洗阴部，省力很多，同时水也不会外溢。因为她频繁小便（患者有膀胱过度活动症），我会主动及时提供温水盆供她便后清洗，她并不说什么，会微笑对我举手敬礼。小便次数增多，无疑会引起外阴不适，长久以后会引起泌尿系统感染。虽然我辛苦些，但我能看出她的舒服与开心，我自感辛勤付出值了。如果你不关心她，她会自己乱处理一阵，不适感相随半天，可能你浑然不知。久而久之，无疑对疾病不利。有的护理院照护人员不够，会给患者用成人尿不湿，又不及时更换，无疑增加了泌尿系统感染的机会。

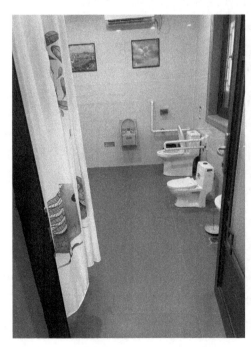
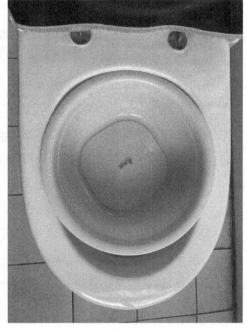

（十八）频繁小便

频繁小便也是 AD 的表现之一,随病情进展会越来越重。明早期即出现尿频症状,为了排除泌尿系统感染,到医院化验尿常规,结果正常,肾功能化验结果也正常。膀胱 B 超无异常,大量饮水暂不排尿后,B 超显示残余尿大于200 ml。最终医生确定为"膀胱过度活动症"。此病在中老年妇女中不少见。病因不明,可能是膀胱括约肌松舒所致。医生开了减少乙酰胆碱的内服药,我没有使用该药,因为明正在服治疗 AD 的安理申。安理申主要治疗机理是抑制脑组织中乙酰胆碱酯酶活性,使脑组织中乙酰胆碱水平增高,而达到治疗效果。两种病的治疗药物对控制疾病的进展相互拮抗,我选择治疗 AD 的药为主。开始 30～60 分钟要去小便;开会、宴会和阅读有兴趣的书时,2～3 个小时不去小便;睡眠时最长可以 12 小时不要小便。随病情进展,小便间隔时间缩短。我家有明暗两个卫生间,仅一墙之隔。明会从一个卫生间小便出来又到另一个卫生间小便。说明她对于小便没有记忆,这也是她更频繁小便的原因。

陪护者要注意以下事项:不要去批评和说服她"不要小便,刚刚解过小便"。这样不但无效,还会使预期要做的事无果而终,甚至引发暴力发作。我陪她去任何地方,如超市、商场、饭店、银行和公园等处,都要先将厕所位置搞清楚。没有厕所的地方最好少去或不去,她焦虑烦躁会令我束手无策。送她到厕所门外,我不能立即离开,如等待的妇女很多,我要请等待的人关照。此时如有明的好心熟人在场,我也不会如此尴尬。我站在远处,背对着女厕所,在门外等她。她怕找不到我,常一边束裤带一边焦急走出来,宛如幼童的神态,见此景我心痛不已。在大的商场、大医院和大公园内有第三厕所,供残疾人使用,使用者很少。我能陪明进去指导她上厕所,她很安心,使用前我用消毒湿巾擦一下马桶圈,保证了卫生安全。因为小便次数增多,尤其是女患者,每日清洗外阴和更换内裤次数一定要增加。这样可以让患者感到舒适,避免泌尿系统感染。

（十九）关心丢便纸

一般人认为 AD 在重度才会发生大小便失禁,此时需要陪护者细心照顾,热心呵护。其实不然,在早期轻度和中度期患者在尿便方面已经出现障碍的苗头,仅是陪护者不够仔细观察而已。明如厕时喜欢关厕所门,家中仅有我俩,她还是觉得这是不雅之事,不可示人。我发现她已分不清带便的手纸和擦尿的手纸处理方式之不同,前者应丢在马桶内,后者放在篓中,较多纸放在马桶内可能会引起马桶下水道堵塞。她常常将两种用过的手纸处理方法相反。我多次提醒她,收效甚微。最近发现她小便后有时会伸手到马桶中将擦过尿的手纸取出,拧干后放到篓中,再洗手。我感到很心痛。她意识到把擦尿手纸放在马桶内欠妥,但却忘记了马桶是污染之器,不可用手直接接触,这样会导致感染。我在一部纪录片中也看到过 AD 患者伸手到马桶中捡手纸的照片,看来这一现象可能不罕见。对此,我做了如下努力:她如厕时,如条件许可,我尽量在她旁边,发现她做错了及时友善作出提醒,避免她做错事,也不刺激让她生气。家里马桶要每天清洁,经常用消毒液洗刷,免得污秽水感染患者,篓中手纸要及时清理。出现如此情况,我推测失智者对他人的嘱咐已不能完全理解,不能牢牢记住。面对具体事情,常会遗忘嘱咐,把事情做反做错,患者全然不知。即使在 AD 早期和中期,如能有良好的陪护,对患者身心的收益和防止疾病的进展是很好的。现在的手纸能在水中溶解,近几年我叫她全部放进马桶池中,她渐渐习惯了,很少伸手到马桶中取手纸了。

(二十)害怕

害怕是 AD 患者极为常见且发生率很高的症状。随病情加重,害怕的程度也越来越重。明是一个胆小心细的女性,但并不害怕。年轻时,我们奋斗在各自工作岗位上。多数时间聚少散多,不是我下乡巡回医疗,就是她出门教学。国内外我开会、讲学较多,特别是在美国做访问学者,她都一人独自生活,一切安排得井井有条。患病后有了明显的改变,开始不愿意我出差,慢慢地不愿意我上门诊,希望我半天就回家。我如果半天开会,她会打多次电话,问我何时回家。最近几年我不上门诊,整天在家陪护她,她看不到我就会到各个房间找,见到我就不害怕。在日常活动中是我到哪她跟到哪。现在我明白年轻时见到的事:老师在黑板前讲课,他的夫人坐在教室最后排听课;一位学报的老编辑的夫人,总是默不作声紧随其后。我们真不该误解她们是跟踪丈夫。现在想来两位老年妇女应该是患了 AD,患者害怕,家中又无人照顾,这真是无奈之举。患者害怕一人独处,她时刻要有一位亲人或很熟悉的人在场。天还没有黑，她就要关门关窗，拉上窗帘。此时要把家中的灯开亮，第二道木拉门也要锁上，防盗大门锁看了一遍又一遍。为了使患者安心，你千万不要批评她，而要竖起大拇指表扬她安全意识强。看书学习或在电脑上处理事情，尽量坐在她身旁或在她的视线内，这样，她才会安心看东西。你短时间离开要告诉她，记得要立刻回来，因为她并不记得你的关照。多数场合，如到大门口倒垃圾或者拿报纸还是与她同行为好。在公众场所，如在公共汽车上，有座位就坐在她身旁。无座位就站在她前面，坐在她看不到你的远处，她不会安心，而且容易彼此走失。明会较早睡眠，我就在床边看书写文章。如果她偶尔醒来发现你不在，她会立即起身，冬天都不穿棉睡衣，下床满屋内找我，因为她极其害怕见不到我。治疗害怕的良药是陪护，夫妇之间的陪护是最有效的良药。深夜陪护更是一种道德坚守，我曾写诗一首表达了我当时的处境。

二〇二〇年冬至

寒风飞雪迎冬至，室内温暖宛如春。

孤灯残影守妻眠，内心凄寂冷似冰。

（二十一）暴力

暴力是阿尔茨海默病的临床表现之一，在轻、中、重度各期都会见到，而且发生率不低。明就发生过此症状。她突然诉说不安，接着在屋中来回走动，烦躁不安，同时大声呼喊："我要回家见父母，我要到学校人事处去，我要上班。"严重时会把沙发前茶椅桌推出一米，拖鞋甩向四处。明从不打人，有时会打自己耳光。开始见到这种场面，我心慌不知所措。逐渐我摸索到些处理方法：我会走到她身旁，亲热地把她拥抱起来，移到沙发上坐下，将她双手握住。一边用手安抚着她的脸，用手纸擦干她的眼泪，不断答应她的要求："我们明天就回家见父母"或者"今日下午去学校人事处……"她的要求满足了，激动的情绪也会逐渐平息下来，呼吸和心率又恢复常态，心平气和。经过约半小时的狂风暴雨，雨过天晴，又阳光绚丽多彩。我问她刚才她做的事是否知晓。她摇头不知。见此景我会心痛无比，同时对她的怜悯又大大增加。遇到患者暴力发作，你一定要及时放下手中的任何工作，锁好大门和防盗窗网。亲身来安慰,不要和她争辩对错,她是不会明白常人理解的事。只有满足她,哪怕是绝对不能实现的愿望(如父母已逝或者患者已退休多年等),吵闹方能平息。患者在暴力发作时力气很大,一位朋友的丈夫患此病,暴力发作时会把一个大电视机从桌台上搬到地板上……因此,如果用手拉她手,会因为双方牵拉过猛,出现关节脱位或者骨折及皮肤瘀斑血肿。更不应该以暴止暴,如把患者捆绑起来或者关闭起来……这样做只会加速疾病的进展。暴力的真正原因和 AD 一样不明。根据个人观察有诱发因素,要尽量避免。在家多陪护患者,不要拒绝患者的要求,不要和患者争辩所谓的对错。不能对患者的诉求置若罔闻或不屑一顾,使她的自尊心蒙羞。要像对儿童一样喜欢她,像对儿童一样爱护她,使她体会到生活在一个温馨的环境中,这样会减少暴力的发生,即使有暴力也会较轻和很快消失。

(二十二)言语障碍

言语障碍在 AD 早期即可以出现,病情到中度时较明显,是 AD 重要临床症状之一,表现为对物体命名能力下降。明要毛线裤说成要袜子,要饮牛奶说成饮茶……此时陪护者要了解患者的真正想法,因为袜子已经穿在脚上,牛奶已经在饭桌上……陪护者要及时纠正她的说法,满足她的需求。患者不能确切说出物体的正确名称,开始是少数物体,以后会逐步扩大。由于智力降低,选词困难,彼此交谈的内容越来越简单,患者多用简单短句表达意思,陪护者讲话方式应该做对应调整,否则患者不能明白你讲的内容。患者有时自己会说较长的话,常和她以前的经历有关,但叙述内容不连贯,无逻辑性,听后不知其意。此时她表情高兴愉悦,一般不要去打断她的表述,可以增强其说话能力。病情加重到重度时,语言中枢神经系统遭到彻底损伤,则表现为乱说或缄默无语。在 AD 轻中度时要陪患者多语言交流,交谈时要随时注意患者的理解程度,及时调整自己的用词和语音语速,使患者明白讲话内容,使其感到快乐和温暖。

(二十三)失用症

AD 在中度时出现失用症,在重度时表现更明显。患者以前熟练会做的事逐渐不会做。明早晨起床穿衣服会把里外次序穿反,把外套穿在里面,毛线衣套在外面,有时会把裤子当上衣穿。穿衣时陪护者最好在场,她也会主动问我怎么穿衣。特别在寒冬,穿错衣服会导致患者受凉,引起呼吸道感染。应该告诉患者正确穿衣方法,患者常不能记住,下次可能会继续穿错。在厨房烹调方面,因为具有危险性,我不肯让她代劳。随着病情进入重度,失用症范围扩大,症状加重,且愈加严重,如不会吃饭、刷牙等,需要陪护者时时处处在患者身旁。重度时由于肌张力升高,四肢屈曲,行走困难,只能长期卧床休息。

(二十四) 人格改变

AD患者虽然轻度时即可有人格改变,表现为对外界的事物与人漠不关心,但在明的身上一点没有。她待人彬彬有礼,言语温和,衣着整洁端庄。我发现她有两点与以往不同,一是随地吐痰,无论在家中还是庭院内,我告诉她应该吐在手纸里,她很快忘记,且不认为是不雅之举;二是会因为一点小事发怒,情绪不稳定,容易激动。总之,在明身上人格改变不明显。有文献报告,患者在陪护人细心照护时,人格改变不明显,或者可以不出现。

(二十五) 抽象思维障碍

抽象思维又称逻辑思维,是指判断、推理而得出结论的过程。AD患者的抽象思维障碍表现在理解、判断和计算方面认知能力下降。它在轻度时即可出现。由于理解、判断和概括等的功能低下不容易被患者及其家属所注意,故常被忽视。相反,计算能力的下降,极大影响了患者的生活,从而容易被患者和家属注意。明最早发现的AD症状是计算能力下降。数十年来,我们家的银行理财业务都由明负责,她对选购理财产品、比较各种理财产品收益率都了如指掌。计算收益,登记造册,事事井井有条。发病初期,她告诉我不能承担这项工作了,因为她计算时常出错;同时,她也不能告诉我正确的时间,只能说长针在几点,短针在几点。最后,她到脑科医院经各种检查,确诊为AD早期轻度。在抽象思维障碍中,计算能力测试比较简单易做。在家可以做"简易智力状态检查量表"(MMSE)中计算部分:从100减去7,如此一直减7下去,直到65时检查者叫停为止(前一答案答错而后一答案答对的,只计一次错误)。还可做"画钟测验",采用4分评分法。在白纸上画一个钟:画出闭锁的圆(1分);将数字放在表盘正确位置(1分);将时针标在表盘的正确位置(1分);将分针标在表盘的正确位置(1分)。0～2分表示认知水平降低。这两种测试方法简单,在家可以完成,有异常再去医院精神科进一步检查确诊。

（二十六）视空间障碍

它又名视空间定向障碍。视觉不能识别物体在空间的各种特性，分不清物体在空间的位置，这和脑双顶叶病变有关。不认识常走的路，找不到自己的住处和房间，与脑右半球后部病变有关，它是 AD 的早期临床症状，在轻度时就会出现。明进出家基本和我同行，定向障碍不显现。我家每天到小区报箱拿报纸是明的任务之一，有一次，她找不到我们住的这幢楼，在院里四处寻找，最后是邻居帮忙解围。进入 AD 中度后，视空间障碍会明显。我们家中有明暗两个厕所，她有时会因找不到厕所而着急。在深夜上厕所会更加困难，陪护者要起床指导，避免她焦虑。穿错衣服，里外反穿等也与此有关。同时，她定时能力下降，不知道当天的年月日，不能区别是上午还是下午。有时深夜要起床、谈话和吃饭。陪护者要认识到这些表现是 AD 的临床症状之一。要不厌其烦，耐心和细心地做好陪护工作，在 AD 中度时一定要有人全职陪护，才能防止患者走失。

（二十七）日落综合征

日落综合征又称黄昏综合征，是 AD 患者在黄昏时出现的一系列认知功能改变和情绪障碍，表现为焦虑、亢奋和方向感消失等。大约下午 3 点到晚上 11 点，持续几个小时或者整个晚上。发生的诱因是对周围环境识别能力差，黄昏时见到的人与物与白天所见不同而诱发症状。明在阴暗和雨天的晚上会出现焦虑不安，偶尔吵闹。遇到这种情况，把经常用的房间灯光打开，把不用不去的房门关上，拉上窗帘，免得窗外摇曳的树枝让她疑为有人走动，使她感到虽在晚上仍为白天。另外，陪护者特别要注意态度，尽量不要刺激患者，尽量满足患者的需求，让发作减到最少最轻程度。做到晚上提前开灯，避免患者发生日落综合征。

（二十八）睡眠障碍

AD 患者常有睡眠障碍，表现为睡眠节律紊乱，白天嗜睡，夜间失眠，总的睡眠时间增加。

明以前是一个精力充沛、睡眠很好的人。患病后睡眠仍然很好，随着病期延长，病变程度渐重，从轻度逐渐向中度延伸，我发现她的睡眠次数增多，睡眠时间延长,睡眠的深度增加。上午 9—10 时之间要睡一个多小时。这在过去或在疾病早期是没有的。中午饭后有 1~1.5 个小时午睡时间。下午有时会睡半个小时。晚上 6 点上床,一般睡到早晨 6 点。夜间除了小便 1~2 次外,都是熟睡程度,有时说梦话或者打呼噜。如果不安排她睡,她会坐在沙发上打盹,或者与我吵闹,上床后也能很快入眠。有时睡到凌晨 4 点就醒,问问题、读书或看照片,全无睡意,我把房间灯全都开亮,我必须陪读,否则她会生气。她一小时后累了会再继续睡至天亮。第二天上午,她又要睡了,我也累了,为了恢复体力我只能睡,不能做其他事。如果气候良好,多陪患者做户外活动,既增强患者体力,又可促进夜晚睡眠。

AD 睡眠的机制仍不完全清楚,有一种说法认为中枢神经系统内有有关的睡眠中枢,在延脑和脑桥网状结构内存在上行抑制系统,对抗上行系统的激活作用,从而引起睡眠。另外脑组织中各种化学递质如 5-羟色胺、各种多肽和去甲肾上腺素等有关物质,都和睡眠有关。AD 患者睡眠时间延长,可能与脑组织的病变有关,这需要进一步深入研究。治疗 AD 的药,也会引起嗜睡,尤其在大剂量应用时,此点应该引起注意。

(二十九) 银行理财

在明患 AD 前,我们家的银行理财都是她管理。疾病初期都是我亲自陪她去银行买她名下的理财产品。当时买理财产品,无论买多少钱,都要求购买人录音录像。首先银行职员和她迎面而坐,按规定提出一系列问题,如姓名、钱是否自己的、理财有风险是否知晓……之后介绍产品的名称、投资期、不可中途提取……女职员通常声音娇弱,语速极快,其中又夹了不少银行业务术语,所以她很不懂,常导致一遍一遍重来。我看出女职员渐渐失去耐心,她也显得无奈。我发现问题都是是否的回答,我在她耳边轻声说:"我站在你对面,你看我表情,我点头你说是,我摇头你就说否。"就这样我们完成买她的理财产品任务。逐渐她害怕去银行,害怕买理财产品,害怕银行年轻会计严厉的考问。我把她名下的理财产品到期后聚集起来买一个较大数额的理财产品,麻烦的事一样不能少。女职员建议把她的钱转到我名下。我说不妥,她有时会清楚知道她的存款数,虽然我们不是 AA 制,她也知道我不爱钱,但此时将她的钱转到我名下,无疑是对她的一种伤害,会使她的病加重。后来在银行职员的建议下，我用她的手机开办了她的手机银行，我替她在家操作，将每次购买结果告诉她，她很高兴，并笑称我是她的五大员，即会计员、护理员、采购员、炊事员和勤务员。这是我平时对她常说的我的新职务。陪护要尊重她的自尊心，要维护她的所有权，在每件小事上要尽量做到无懈可击。决不能认为她是痴呆，就可以恣意妄为而不顾她的权利。陪护者要让患者生活中每一天、每一件事都高兴快乐。

（三十）逛书店

以往我们业余时间喜欢逛书店，常去的有新华书店、古籍书店、外文书店和先锋书店。明喜欢看文艺书籍，我喜欢看医学书籍。两个人进书店就分道扬镳，直到该回家时我们再碰面。自从明患病后，我基本上也大部分时间看文艺和社会科学书。我发现她也不像以往那么认真，不少新书可能和她的兴趣不合，原来她很喜欢阅读中外古典名著，现在她有兴趣的书越来越少，只关注短篇和知识性书籍了。买书比以前少，还是先后买了《最美的散文（中国卷）》《最美的散文（世界卷）》《中国上下五千年》和《中国历史未解之谜全记

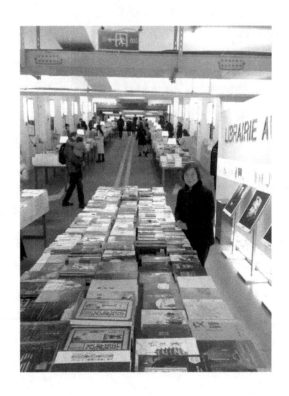

录》等书，都是短篇文集，有知识性和趣味性。每篇文章不长，一两千字，内容丰富，都和明过去想了解的事相关。读书兴趣减少，或者只喜欢看短篇文章，可能与认知功能减退有关。在陪她看书过程中也解决我的一大难题。我在《临床皮肤科杂志》任主编，我想把杂志上刊登的图片汇集成图谱出版，作者有 280 人，要一个个征求同意很困难。我阅读了相关法律知识得知，只要在书上图片注明作者姓名并声明提供稿酬，就不会违法与侵权。结果我主编的《疑难皮肤病图谱》连续发行三版，获中国新闻出版总署"三个一百原创出版工程"奖。这是中国图书最高奖，每三年评选一次。该书 2018 年在国外Springer 出版社用英文出版，受到国外读者欢迎，让外国同行更多了解了中国人的皮肤病。四年中在外国下载 34 769 次。开会时遇到图片提供者，我要将拾元一张图片的稿酬给作者都受到谢绝，他们说应该感谢我，在职称晋升时帮了大忙。我感到欣慰，我做了一件为作者服务，为国家争光的好事。不明白法律知识，我也不敢编写这本图谱。我们在书店时间比以前减少，买书本数也减少。现在我们偶尔只能到离家不远的先锋书店，它原是五台山的防空洞。冬暖夏凉，没有楼层台阶，新书很多，是很适宜的觅书览书之地。

（三十一）下餐馆

我们吃饭喜欢在家用餐，买自己爱吃的食品在家烹调。常吃的是鱼，如鲫鱼烧汤，青鱼红烧，鲈鱼清蒸。其次是鸡，特别喜欢吃奥尔良烤鸡，肥油滴净，基本都是带皮瘦肉。一周吃 2～3 餐猪叉烧肉。此外是牛肉、鸭肉。所有的肉均是瘦肉，少吃肥油，不吃动物内脏。一方面明血脂偏高，另一方面，血脂增高是 AD 发病的诱因和加重的因素之一。AD 发展到中度最好不吃带刺的鱼，因为鱼骨容易卡在咽喉中。有时在家吃长久了，食谱和口味单一，为了改善生活我们会去饭店用餐，挑选我们各自喜欢的菜品吃，以满足个人舌尖上的需求。自明患病后，她的行动不太方便，去饭店的次数减少，还是坚持适当时去饭店。我们住的对面有一个中餐简易餐厅，我常去买些烧好的荤菜打包回家用餐。逢假日食客稀少，我们就去餐厅用餐。一般买家中不常吃的荤素菜，如咕咾肉、肉丝炒竹笋等。因为明喜欢吃甜食和糯米食品，诸如糖芋头、八宝粥、米糕等，我们会到繁华市区的各种饭店就餐，座位一般选在明亮处，靠近出入口，避免上下台阶。一次点完立即结账，免得我陪她上卫生间时疑为逃账。在饭店就餐丰富了我们饮食享受，还会受到服务员的优待，因为我们是老人且无家人陪同，一般在门外等待时不会让我们等太久。熙熙攘攘的人群，活力四射的年轻人，现代节奏欢乐的乐曲，把我们垂暮的老人包在中心，突然让我们年轻快乐不少。

（三十二）社交活动

明患 AD 后，我们的社交活动比从前减少。为了不让她与社会隔离，我带她积极参加她能做到的各种社交活动，如医科大学医药费报销日、春节、五一劳动节、中秋、国庆等大节日的离退休人员联谊会和每年一次全体退休人员的体格检查等，我都陪她去。她可以在那里遇到老同学、老同事、老邻居和老师、学生。大家再次相聚，谈笑甚欢，仿佛又回到了几十年前的情况，心情十分激动，回家后还要继续告诉我他们的往事。从她的表情上，我看出她是很满意的。

也有好心人劝我不要带她参加社交活动，理由如下：她现在是 AD 患者，在众人面前露面，肯定有损她以往聪明能干的教授形象，你把她深藏在家中，退休后彼此并无联系，也就无人知晓。何况她也记不得彼此见面情景和交谈的内容……虽然我知道我们身边有些人这样做了，但我没有听好心人的劝告，我不需要维护我个人或家庭什么美好形象，我要做让患者高兴的事，我愿做使病情缓解的任何事情！利用一切机会让她接近过去的老同学和老同事，唤起她美好的回忆。有些劳累的活动，如到外地聚会或者义诊等，就尽量避免，因为 AD 患者的体力与精力是不能劳累的。

（三十三）思乡返乡

明患 AD 后常对我提的要求是："我要回家看父母，我要回家看哥哥和姐姐。"她 1990 年赴美学习前去家乡探望母亲和大哥大姐，1990 年母亲 91 岁高龄仙逝。她在美国痛哭，心中忧伤如断肠。写了一首悼母诗，情深感人，以后再也没回家乡。我 1967 年回乡从岳父母家接儿子回南京。我母亲已离世几十年了，我也想回故乡看看。四年前科室与姜堰皮肤病防治所进行医疗合作，明陪我去义诊半天。当天下午我俩终于回到魂牵梦绕的故乡。家乡数十年巨变，马路宽敞，2～3 层新楼整齐排立。侄女婿说镇新城在郊区，比老城洋气漂亮得多。第二天我们赶到明父母的老宅，原先马巷已定为镇文物保护街区。巷子还是很窄，地上铺的长条青石依旧，两侧墙壁仍是白线条青砖，墙上

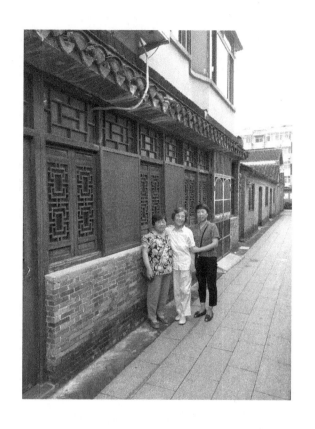

路灯是装饰一新的古灯。我们进入旧宅,新主人告诉我们:四间房屋现在有三家人住,是花一万元从夏家大姐手上买的……大概是人多房屋不大,每间屋檐都向天井延伸,所以天井比原来显著变小。花台也已拆除,天井内拉满了各种电线、电话线,地上散乱杂物不少。明很不情愿地在她小时候住的屋前让我为她拍了照片。出门后,对门的窄巷内见到一口原来的古井,周围破废不堪,现在已无人提井水,井盖石深凹的石印,诉说着它以往繁忙的历史。明儿童时也曾在此井打过水。我很失落,她今天抱怨我为何带她来看旧古宅。她已记不清她家老屋,可能是没见到父母,或者房屋已经改造。如果她知道这是她家老宅,如果她能回忆起父母和兄姐都已离世,她一定会伤心欲绝。患者可能天天要求见父母,要回故乡,她脑中保留着儿时的记忆,她希望回到儿时的状态。如果有她儿时的老宅和全家福照片,还是让她看这些照片,唤起她美好的回忆。老照片保持了儿时记忆,她依偎在母亲膝下,老房子,老环境,老物件……几十年后,一切都变了,老人、旧物荡然无存,不是儿时的情景,她

是不能判断和接受如此改变了的故乡的。回乡探望注定达不到目的,带她回乡探亲无疑是冒风险的。只会促使她病变进展,不会有利于病情缓解。我作为一个常人,回乡也再找不到儿时快乐的一切,看过一些作家的返乡回忆录亦是如此。返乡所见,失望居多。现在的年轻人,要多拍摄一些父母、家人和故乡的照片,几十年后,不幸家人中有人患 AD,患者要去见父母兄妹和故乡时,此时保存的老照片,可保留患者美好记忆,让患者得到慰藉,有利于病情的缓解。

我们白天三餐都在侄女家吃,弟媳烹调了很多家乡特色美食,让我和明的味蕾获得充分享受,好像又回到无忧无虑的欢乐童年。此行我感触颇多,曾写诗一首。

采桑子·小巷

古镇中心一小巷,青砖高墙,青石铺路,步履清晰回音响。

高墙无窗紧闭门,叩开熟门,院景依旧,屋内不见我亲人。

(三十四)回无锡一女中参加百年校庆

明是 1956 年在无锡市第一女子中学高中毕业,在那里她读完了初中和高中,而且在学校宿舍住了 6 年,病前经常听她讲到学校的趣事。2015 年学校举办百年校庆,发来邀请函,她想去又不敢去,我积极鼓励她参会。学校知她是教授,要了她职称证书、获奖证书、出版著作、近期照片等,我都一件件替她整理寄到一女中校庆办公室。庆祝会当天,我陪她乘早班高铁赶上九点钟的庆祝大会。我和她并肩坐在操场上,我的心和她一样激动,几十年来我是第一次参观她的母校。一女中位于无锡市区,在一个幽静小巷内,有一个不显眼却很古典的小门,小巷大约有四米宽。进校门后有几幢不高的新楼,中心有一个古典小庭院,有幢两层的旧楼,这就是她们当年的寄宿生宿舍。校园里有假山、荷池、小桥、回廊。荷池旁有老紫藤,紫藤花从水榭顶成串垂下,宛如美丽精致的苏州园林。校门对面是东林书院,传说一女中曾经是东林书院之一角。明每天起床后第一件事就是叠好被子,而且要求叠得方方正正,据说是受当时舍监的要求。明经常受表扬,这个良好习惯保持至今不变。即使现在她做不动了,也要求我如此做。她们 1956 届高中有 4 个班共计 202 个同学,会上仅遇到了几个同学,虽不是同班,但交谈甚欢。教她的老师都已仙逝,在对她影响最大的教语文的姚老师和教英语的季老师照片前,想起这些老师诲人不倦的育人精神,热泪盈眶。她初中最好的同学穗芳也没有见到。

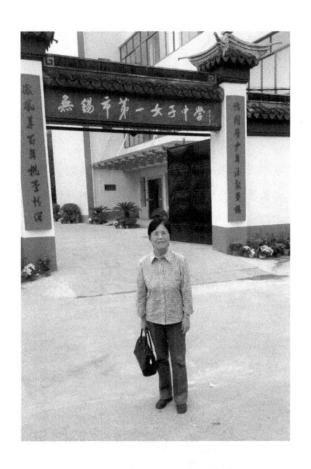

穗芳是孤儿，由姨妈抚养，明每天去她家同她一齐去学校。穗芳先要替姨妈
儿子穿好衣服，等喂他吃完早饭，自己才拿着烧饼，两人边吃边跑赶到学校上
课。上课时还被同学举报吃零食，受到批评，其实是嘴里东西还没咽下，上课
铃就响了……两人委屈抱头痛哭。连我听了明的叙述，都感到心痛不已。穗
芳初中毕业后，读了免学杂费并免费提供伙食的幼儿师范学校，毕业后做了
幼儿园老师。她常在家翻她送的相册，看她们天真活泼、单纯无邪的合照发
呆，苦于没有电话号码，不能和穗芳通话见面。校史陈列室中有明的照片和
资料，除了一位清华大学教授院士外，她的资料也放在显著的地方。看到这
些展板她既高兴又惊讶，这都是我替她给学校提供的资料。当天，我们乘下
午火车回到南京。一天的活动，充满快乐与疲劳。这是一次难忘的社交活
动，能唤醒她学生时代的美好记忆，是非常值得的。

（三十五）要有爱心熟人

在有些特殊的情况，我得离开明几个小时，这时候有一个她熟悉的好心人非常必要。5年前在安徽省合肥市召开全国皮肤病学术大会，会上我有学术报告。安徽医科大学电镜室周教授是她的好友。我白天参会期间，明一直由她陪护，很开心。我们科内曹副主任护士和明相处很好，因为有她的照护，我才能完成科内学术报告和义诊的任务。我体会到除了我的陪护外，最好有几位爱心熟人。要和患者同性别，年龄稍小些，和患者比较熟悉，而且是位热心肠人。这样我才能完成一些想不到的任务。患者是乐于接受他人帮助的，前提是她熟悉的人，因为她此时胆小害怕，陌生人她难于接受。在熟人陪护时，她还会不时询问我到哪里去了、何时能回来。我是她最熟悉、最关心的陪护人。

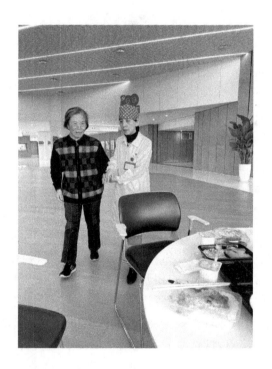

（三十六）看电视

明在患病前是位喜欢看电视的人，包括《新闻联播》《动物世界》及有吸引力的电视连续剧如中国四大名著和中外著名电影。发病后她不主动打开电视机。如果我看《新闻联播》，她坐在旁边，也没有兴趣。后来，我发现中央一台下午 5 点以后有儿童节目《第一儿童乐园》和《熊熊乐园》，她喜欢看。节目内容面向五六岁儿童，内容生动有趣，她能看得懂和听得懂，这些节目阐明道理明确，语言简明生动。她目不转睛地看，仔细聆听对话，屏幕下方的字注都能识别，增加了对内容的理解。一般半个小时的节目她能全神贯注，不时为动画片中的内容发出爽朗的笑声。她看电视时我绝对不能离开她，一是她害怕独处，二是有问题随时要问我。晚上看电视，一定要做到以患者为中心。我每天有 30～45 分钟陪她一起看电视，让她了解社会，让她有娱乐时间。千万不可只顾自己看新闻或电影而把她甩在一边不管。看电视要看她喜欢看的节目，否则结果不是偎依我身旁睡了，就是生气不安，与我吵闹。

（三十七）走路锻炼

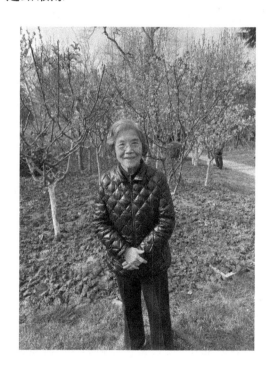

老年人要积极参加体育锻炼，如果长期静坐或卧床休息，会带来一系列疾病，如四肢肌肉萎缩，容易跌倒引起骨折，心肺功能也会逐渐衰弱。老年人最安全的锻炼方式就是走路。我为明制订一个走路锻炼方案：每日最少走 3 000

步，争取 5 000 步以上，以一般速度走路。春秋季天气晴朗，气候凉爽宜人，令人陶醉。我们每日到离住处 2 站路的一个大公园散步，走累了随时可以休息，饿了有随身带的点心和温水。玩 1～2 个小时回家吃饭。我们一般可走到 5 000 步左右，也不觉得很累。夏季酷暑炎热，我们选上午去公园。冬季寒风凛凛，我们走到家门对面的大型超市。超市占两层楼房，面积很大宽敞，在非假日时顾客很少，我们一边散步，一边观赏各种商品。商品琳琅满目，明会对那些包装特别的商品感兴趣，我们会仔细阅读说明书，原来包装内装的东西我们从未见过或听说过，真是长知识了。走累了，我们会在书摊旁的椅子上坐下。我会选取两本儿童课外读物一起看，书本上有精美图画，文字不多，内容浅显易懂，字体较大，印刷精美，她常读得不愿回家。这是明最乐意去的地方，也是每次到超市必去的地方。在超市内上下楼转一圈，基本达到 3 000 步以上。逢下雨飘雪天，我俩在家客厅内走走，或在原地踏步，力争达到我们制订的目标。

（三十八）手语表达

陪护者和患者之间要学会和建立手语表达。明在发病前患神经性耳聋，装助听器后，听力明显好转。患 AD 后，听力又开始下降。在公共场合，如坐在公共汽车上，我们常采用彼此明白的手语传递信息。如她竖起小拇指，意思是她要小便。我竖起大拇指且指尖向下，意思是好的下车后小便，再竖起 2 根手指，意思是还有 2 站。这样很管用，我们不通过大声彼此交谈而互通了信息，也不影响周围的人。除手势表达，在家中用肢体语言和面部表情表达我们想说的话。温馨的拥抱也会使患者感到被爱护的喜悦，对缓解患者暴力和恐惧很有用。

（三十九）居家安全

明发病前十年，我们搬进了新居。我俩刚退休，对未来生活充满希望。我们没有想到我们已步入老年，我更没有想到 AD 会降临到明身上。现在我要审视一下家庭的安全隐患。除大门防盗门有锁和门栓外，三个房间都有门锁装置，家里仅有两人，担心明会把房间锁上，又不会打开，所以把房间钥匙放在不上锁的厨房内以便紧急时备用。家中阳台后面的木窗拉门也装了插销，因为我常出差，她一个人在家害怕，所以从窗到门层层上锁，现在都要拆除,因为一不小心,她会把自己锁在屋内,而不会开门出来。家中不少电源插座位置偏低,都要盖上安全盖。3个腿的钢琴坐凳,因坐着不稳固而弃用,多余笨重的木质家具移走或靠墙壁,剪刀、刀具和切菜刀锁好,厕所装感光小夜灯,偶尔去的房间装感应灯。家庭整体环境保持原样,但在安全方面排除一些隐患。

(四十)不肯脱毛衣

四月末,天气渐渐暖和,南京气温高到二十多摄氏度,明就是不愿脱毛线夹克衫,哪怕到超市或者在家吃饭时她热到出汗。此时,被迫脱了毛线夹克,但很快又穿上。在发病之初,我的提醒她会很乐意接受,换掉毛线衣可谓举手之劳,现在可得费脑子。我讲道理她拒不接受,如果说多了,她不高兴,而且烦躁大闹,令人担忧。看到她捂得满脸是汗,内心不忍,也不能随她听之任之。我从她过去穿过的衣服中,选出薄毛线衣、细毛线背心和棉布两用衫,请她挑选,结果均被她一一否定,仍坚持穿中厚毛线夹克。对此我不灰心丧气,每天坚持把挑选的衣服放在她眼前,同时,把她爱穿的毛线夹克短时间藏起来,如果她找急了快要吵闹,我会立刻帮她"找"出来。渐渐让她被迫试试我提供的衣服。渐渐地她感到穿这样的衣服不热了,人体也感觉到很舒适,就这样被接受了。患者天冷时穿中厚毛线夹克,感到温暖舒适,每天如此,穿这样的衣服成了她的习惯。现在外界环境改变了,她不能适应,也不肯接受。AD患者大脑病变,引起感知、记忆、思维、情绪呈现不同程度障碍。外界刺激作用于机体,引起中枢神经系统所支配的各系统和器官的相关神经递质产生化学反应,导致复杂的心理反应,如愤怒、恐惧和悲伤等情绪障碍,表现出精神病的症状,这也是AD的周围症状之一。对于这些反应,我们需要耐心、仔细和机智的处理,才能使患者获得舒适的感受。既不能强迫执行,也不能听之任之,陪护者应该设法智取,患者是听不懂道理的,但她有感觉,感觉舒适了,自然会接受我的建议!

(四十一)对气温变化敏锐

患者在早期视觉、听觉、触觉、冷热感觉和味觉功能仍存在。我发现明患病后对气温变化的感觉更为敏感。春末天气渐渐转暖,我还没有感到热的感受,她已不能承受了。我需要及时撤换棉垫、棉被,换上春天穿的上衣……即使如此迅速转变轻装,夜晚睡眠时她面颈部仍会出汗,需要开电风扇或空调才能解决。同样,天气寒冷的感觉比我来得早,感受程度与她患病前相比显得明显。患者对冷热的不适,在病程轻度时会对陪护者诉说,在病程中重度时,患者不能诉说,此时陪护者不能以自己的感受判断冷热,要想到患者对气温变化比常人更敏锐,所以要及时加减衣服。另外观察要更仔细。为何 AD 患者对冷热气温变化敏感,真正的原因不明,推测与患者整个机体功能减弱和活动减少有关。

(四十二)半夜看书

患者晚上 6 点就寝,有时候半夜醒来会找一本书阅读。有一天,夜里 4 点就起床,她从书架上拿了一本朱自清等著、叶紫主编的《中国名家经典散文》阅读。看到文章中不少字句用红笔画出,文章两侧用铅笔字写了释意,我告诉她这是我读书时做的笔记:红笔画线处是精彩的词语,铅笔是对词句的注释。她一边看一边问,我逐点解释。刚说完同样的问题又重新问,如此反复,缓缓前行,半小时后,她也读累了,再次躺下睡觉。她要看书时不能阻挡,要耐心陪她阅读,有问必答。说服她去睡觉只会火上浇油,反而欲速则不达。患者白天与黑夜判断能力下降,患者的作息时间没有规律。正常人经过一番折腾,可能睡意全消,半睡半醒再难以入眠。次晨 9 点,她累了要再去睡一觉,我明智的选择是和她同步,也小憩片刻,这样才能保持体力。如果去从事其他工作,可能消耗的体力得不到补充,长此以往,会影响到身体健康。患者作息时间全无规律,而且不能被说服,凡事不能由陪护者决定,陪护者只能随患者的作息时间利用好碎片时间休息和学习。有了陪护这份任务,可以说我是完全失去个人选择时间和空间自由的,学会与患者节奏同步是无奈有益之举。否则,处处碰壁,身心疲惫,难以为继。

(四十三)"我不认识你,滚!"

五月中旬,天气阴沉闷热。午睡后起床,明要喝水,我伸出右手想拉她一起到厨房倒茶水,不小心手背碰到她的脸颊,她认为我打了她耳光。她立即态度严肃,大吵大闹,说我欺负她,并高喊:"你是谁?我不认识你,滚!"她一边喊叫,泪水汩汩下淌。见此情景,我忙做解释和道歉,但是任何解释都是徒劳无益的。我只能默默地抱着头痛苦地坐在沙发上。窗外的天也突然乌云密布,狂风暴雨倾盆而下,不时从远处传来阵阵雷声。我呆若木鸡,僵僵地坐着一动不动,脑子一片空白。明从激动渐渐地平静下来,大概太累了吧,在我旁边坐下闭起双眼小憩。约一个小时后,她摇摇我的脑袋说:"文,你怎么不回房间睡觉……我是明呀!"她笑着回来了,回到我们平时相处的状态。我告诉她刚才发生的事,她笑着不答,记不住往事,很容易遗忘。窗外的天似乎在为我们伴奏,雨过天晴,艳阳高照。通过这件事,我领悟到患者自尊心仍然很强,甚至超过正常人。陪护者的言行举动,甚至面部的细微不悦表情,都会促发一次哭闹,令我措手不及。此时与她解释说理是不会有效的,做不好反而火上浇油。如果 AD 没有发展到重度晚期,患者的远近记忆不会完全消失,过一会儿又会认识你、记得你,这就是没有完全的失智,作为一个陪护者要认识到这一点:骂不还口,打不还手,赶你时要赖着不动,避开交锋。她是 AD 患者,激动吵闹和失智都是该病的临床表现,我们应该像医生对待患者的临床病症一样表示极大关心和同情,我们的温柔陪护就是最好的治疗药物。

失认症早期是对老同学、老同事和老邻居等一些不常见的人,或者较少联系的人,在再见面时说不出名字,知道是熟人。此时对亲人还是能认识并叫出名字。病程长进入中度后,有时会对亲人不认识,也不知道名字,但过些时间又会认识亲人并知道名字。推测到晚期重度时就连亲人也永远不认识了。失认症首先在 AD 中度期出现,患者感觉到的物象与以往记忆的材料失去联系,变得不认识。这是脑组织局部损伤引起的后天性认知障碍。如果脑半球特定区功能受损,可分别表现为视觉失认症、听觉认知障碍、触觉失认症和面孔失认症等。面孔失认症患者认不得过去熟悉的人,包括自己的爱人、子女和父母,同时还会不能区分是男人或女人。早期这种失认症可以短时间呈一过性,遇到如此情况,任何解释无用,最好的对待方法是按照患者的要求去做,如离开卧室或者呆坐不动。随病情加重,失认症可以变得持续和严重,给陪护工作带来更大困难。我写小诗一首,表达我的感受。

冰火两重天

每天过着冰火两重天

她认识我时

幸福充满心间

虽然她记忆衰退，表达困难

宛如一个幼童拥入怀抱

让我回忆起无限美好的岁月

她不认识我时

恐惧、愤怒、暴躁驱赶我

我感到心痛沮丧

我理解、我坚守

期待冰雹过去

健康的人珍惜当今

陪护的人珍惜最后的时光

艰难可以克服

时光稍纵即逝

（四十四）陪护者最大的心痛

AD患者陪护者最大的心痛不是累，而是患者不认识陪护的亲人。随着疾病进入中期，不认识亲人的出现频率增高，且历时变长和严重。患者会突然表现烦躁，吵闹，她不认识我是她的亲人，害怕和恐惧，要求我滚开，她要去找父母。此时，任何解释都是无用的，越解释只能引起她的更大反感和不信。如果在夜间，我会将房间内的灯都打开，引她观看墙上挂着的我俩的照片，或者我俩和儿子及包括孙子在内的全家五口人的照片，并逐一介绍照片上的人。看了这些照片，她慢慢有了记忆，一般半个小时后，她笑对我说"你是文⋯⋯"，并安静地偎依在我身旁重新入睡。每天不认识我都要发作1～2次，一个你最亲的人说不认识你，内心的痛苦是刻骨铭心的，同时也体会到疾病的严重性。在中度时失认症会持续一至数小时后消失,随着 AD 病情进展,失认也会更加频繁和严重,陪护者必须面对这种残酷的现实,不断安慰调整自我,尽最大努力做好陪护工作。

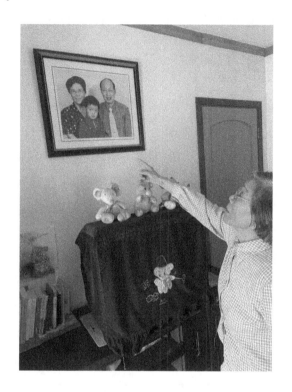

(四十五) 不能相信患者的承诺

明有一个活动假牙,已经用了十余年,每天晚上自己取出刷洗,第二天早晨再自己装上,患病前完全能自己做,患病后常常忘记做。患病早期时,只要我提醒,她会主动去完成这个任务。随着时间的推移,逐渐完全记不得做,而且越来越不愿意把假牙拿出来清洗。如果我坚持或者说多了,她会烦躁,甚至大闹。我告诉她睡觉时假牙不拿出会发生脱落有阻塞呼吸道的危险,同时活动假牙长期不清洗,极易发生牙龈炎和牙髓炎。对于这些劝告她常常置之不理,只是偶尔会同意取出假牙。之后她要求再装上,并保证每天睡眠时取出清洗。我信以为真,把假牙给她装上,结果是她失言失信,睡眠时拒绝把假牙取下。我犯了一个把她当成健康人的错误,认为她会守信用。

其实她现在是 AD 患者，第一她记不得自己所作的任何承诺，第二当初承诺的含义她也是不清楚的。因为患者脑皮质功能受损，她对事物的判断和决定能力都显著降低。对陪护者来说将患者误以为是正常人，相信患者的承诺，这样只会落空。陪护者应该自己做决定，只要对患者有益的事情就决定去执行。

（四十六）保留旧习惯

不少 AD 患者，在轻中度时仍然保持许多旧习惯，这会在他的生活中很自然地模板式地流露出来。明每天起床做的第一件事是叠被铺床。被子无论厚薄，都叠得四角方整，因为她从初中开始就在学校宿舍寄宿，这是管她们寝室的老师严格要求的结果。起床后刷牙洗脸，头发梳理整齐才能出门学习。平时穿衣服，一年四季，无论寒暑，所有的衣服纽扣都要扣上，包括颈部和袖口的纽扣。即使在天气骤热时，她也绝不会敞开上衣、卷起袖口，即使我帮她解扣，她也会很快又扣上。她认为在公开场合，敞开外套解扣，是一种不尊重他人的表现。在大庭广众下绝不大声说话，在同事间谈话她都是微笑倾听，插话不多，偶尔几句幽默话常引起大家哄堂大笑。遇到小朋友和小动物如猫狗、鸟禽等，她都会停下脚步，逗小孩笑，对动物学它们的声音鸣叫，如果动物有反应，她更加高兴，会和它们"对话"。从领导到群众都能和睦相处，群众关系好，从不捉弄别人。这些旧习惯与老传统，即使在病后，仍旧保持着，虽然有些因能力欠缺，已不如以往有声有色了。我和明相处已 65 年，对她的旧习惯了如指掌，熟记于心。这些旧习惯属一种无意记忆，它比有意记忆保存时间长，且不易遗忘，它又在日后的生活中反复重复，所以这些习惯就不会遗忘，而且很方便即能再现。对于陪护者我来说是一个福音，这使我感到陪护的患者不是一个病人，更不是一个痴呆症患者，她是完全活灵活现在我脑中的亲人，这让我高兴，也给我做好陪护的动力。如果是一个陌生陪护者，不会体会到保留旧习惯的乐趣，相反，会给患者种种限制和阻碍，结果促发患者情绪失控，促使疾病的进展。

聪明的小鸟

爱鸟妻子每天阳台放一团饭

上午一定被吃光

无论狂风骤雨

还是冰天雪地

一天复一天

从未失约,从未间断

终于一天我见到了客人

一对漂亮的小鸟

一个在吃饭团

一个在放哨

它们的恩爱之情感动我

它们的聪明守信激励我

(四十七)克服交流困难

AD患者是渐进性认知功能障碍,患者记忆、思考和判断力日渐衰退,导致患者和别人在思想和语言交流上出现困难。患者不能将自己的想法和要求全部诉说,患者不能把看到和听到的事情完整表述出来,患者也不能理解常人的谈话内容。这样彼此间的交流与沟通就成了最大和最严重的障碍。这样会使患者感到焦虑不安,生气暴躁。理解患者的叙述,满足患者的需求,会使患者安静愉悦。陪护者和患者的正常交流就非常重要。

陪护者与患者的交流要注意下列几点:(1)如果不是一两句的短暂说话,尽量要选择一个清静的环境,在家中或在公园静谧处,周围环境不要有噪音或者人声嘈杂,因为这样会分散患者注意力,彼此间的谈话也会听不清楚。(2)陪护者不能一边做事一边和患者谈话,要双目注视对方,面带微笑,聆听患者说话,可能有些话你不能完全明白患者的意思,但要显得有耐心,让患者自尊心得到尊重。如果是亲人陪护可以用手按抚患者的手,这样他/她会感到无比开心。(3)要让患者先说、多说。要明白患者想说什么,如果不明白,需要换一种方式询问。患者由于失智症，表述的内容可能零碎，杂乱无章，要全神贯注理解患者说的关键词，为顺利沟通打下基础。（4）陪护者的回答应该做到切题，语句尽量短些，用词简单明了，语速要慢，发音清晰。必要时可借助手势或者肢体语言，帮助陪护者表达想要表达的意思。如果患者仍不能明白，可以选其他说法，直到患者明白你说的内容为止。（5）患者与陪护者谈话时，患者对陪护者的说话语气及表情态度都很在乎，如做得不好，患者会生气、烦躁不安和易激动，不能友善合作交流下去。

（四十八）网上购物

发病前她的穿着朴素大方，质量较好，不追时尚。发病后无机会外出购物，一般日常生活用品，我可以网购。家中米油、牛奶、面包和冷藏食品均从超市网购，但买她穿的用的一般不敢下单，例外的是给她买了一双白色网孔系带的女凉皮鞋，因为式样老旧，实体店无货售，我也不能带着她到各大商店去看，终于在网上买到，她很满意。另外买了一件春秋穿两用衫，按常规尺码下单，结果衣服小了一号，我学会网上退货换货后，终于让她满意了。患者判断能力下降，在实体店看到商品，我也能看到她的态度，我能帮助她选购，这样购物失误减少。可惜的是我们现在已没有精力到各大商场挑选我们满意的商品了。家里如有儿女帮助，我们肯定能轻松解决。网上购物也能满足她的要求，也是一种不错的选择。如果没有网购和快递，即使找护工帮助，也不能完全解决我的困难。大多数老年人可能不会网购和支付，一定要求年轻人教你学会网购，这样可以节省时间和精力。我写一首打油诗，自嘲是新时代的假皇上。

我的特供

耄耋夫妻身边无子女

购物成了大难事

路远行走困难

重物拎不动

幸好有网购

货物齐全任你选

货比三家不吃亏

动动手指下多单

各地亲们忙备货

四面八方包裹奔我来

手机屏上查行踪

两三天后送到家

吃的用的

我比古代皇帝特供强

货物多，送货快

我做了新时代假皇上

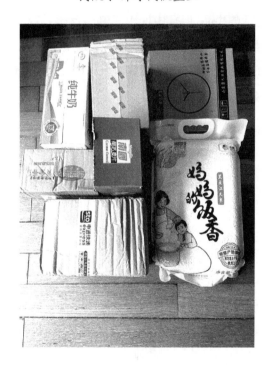

（四十九）患者走失，及时报警求助

长年累月的艰辛陪护，总会有大意及遗漏之处。一天下午我和明乘公交车到附近的菜场去，当时车站候车的人很多，又同时有 3～4 辆汽车进站，在上车人混乱拥挤中，我突然发现明不见了，我从未有过的焦急，脑子一片空白，我慌忙上了一辆公交车，发现明不在车上，我在菜场站下车，不知如何求助。科内同事建议我拨打 110 求助。警务中心问了我求助的内容，安慰我不要急，要求我留在原地不动，很快一辆警车开来把我接上，一边安慰我，一边问我在何处与患者走失，很快到达走散地管辖的警务所，他们问了我何时何地与明走散……便立刻打开该地域马路上和车站的各处录像给我看，很快发现她上了我们常去的一个公园的公交车。两站后在公园门口下车，她下车后不见我而害怕得大哭，幸亏遇到我们小区门卫把她接回传达室。当我见到明时，她破涕为笑。感谢一路遇到的很多热心人。通过走失这件事我有下列体会：有事外出，特别在人多拥挤的地方，如上公交车、地铁等，一定要携手同行，患者一旦离开就完全失去独立判断和处理的能力；其次，在患者身上最好有标明联系地址和亲人电话的物品（但轻中度患者常会反感），或者戴上老人健康定位手环，能准确定位，还能一键通话。报警求助是我生平第一次使用，它速度快、效率高、态度好，令人感到无限的温馨，一个人在万分恐惧不安中，能得到这份温馨的帮助，会终生难忘。

二、医疗与保健

（一）AD 患者保健要点

保持身心健康，不宜太胖太瘦，体重指数应保持在正常范围内。积极参加体力能胜任的文娱体育活动，主动参与能提高认知的活动，如游戏、下棋、看书报等；劳逸结合，营养丰富，合理饮食，饮食最好七成饱，降低总热量摄入，尽量低脂、低盐、低糖饮食；补充各种维生素，特别是维生素 E、B_{12} 和叶酸，可以吃复合维生素如善存银片，每日一片，能补充各种维生素及微量元素；保证充分的睡眠时间，夜间最好不要给患者加餐；要经常进行体格检查，有慢性病要及时治疗，如高血压、糖尿病和高血脂等。

避免和减少诱发因素：戒烟和减少饮酒，特别是白酒，推荐饮一点葡萄酒，葡萄酒中类黄酮能降低血脂中低密度脂蛋白（坏胆固醇）量；可以喝咖啡和茶；避免骨折和头部外伤；避免乱服药，如雌激素、大剂量维生素 E、非甾体类消炎药等。

（二）MIND 饮食可降低阿尔茨海默病风险

MIND 是"推迟神经元退化的地中海式干预法"的缩写。医生认为它对该病有益，它能降低该病发病风险 53％，并提高患者的认知功能。

MIND 饮食包括：每日一份绿叶蔬菜（菠菜或生菜）沙拉和另外一种蔬菜。鱼（含有 Omega-3 脂肪酸）至少每周 1 次。全谷物如全麦、燕麦或糙米等碳水化合物，每天 3 次。避免吃甜食和加工的碳水化合物。豆类食物一周 3～4 次，豆类有黄豆、绿豆、赤豆和蚕豆等。黄豆蛋白质和脂肪含量都较丰富。坚果营养丰富，含蛋白质多，一周可吃 5 次，包括核桃、杏仁、花生、瓜子、松子和碧根果等，坚果中含大量不饱和脂肪酸和优质蛋白质。脑细胞由 60％不饱和脂肪酸和 35％蛋白质组成。所以坚果有补脑功能但含油脂高，量不宜太多。浆果类水果有葡萄、蓝莓、猕猴桃、草莓和越橘等。蓝莓一周两次，因含大量花青素，抗氧化能力很强，能维持 AD 患者大脑认知功能，并降低胆固醇水平。葡萄酒每天一小杯，促使脑细胞产生化学物质，提高脑的记忆力。烧烤鸡一周 2 次。食用油选橄榄油，可以减少饱和脂肪酸摄入。

少吃食物：红肉一周少于 4 次；糖果和糕点一周少于 5 份；油炸食品与快餐一周只能 1 次；奶酪、黄油每天少于一汤匙。

（三）合理饮食

随着我国人口老龄化程度增长，60 岁以上老人中每增加 5 岁，AD 患病率增加两倍。80～85 岁老人中有 20％人患 AD，我国目前有 1 000 万患者，到 2050 年痴呆症患者估计达 4 000 万，这会给家庭和社会带来严重的负担。患者科学合理的饮食对于本病的治疗有很大辅助作用。

碳水化合物（糖类）：它是脑细胞活动的能量来源，患者总热量的 55％应该由糖供给。葡萄糖可以提高患者记忆力。患者糖代谢率低，要选择补充复合糖为主。注意不要补充过多，以免诱发糖尿病。

脂肪：摄入大量饱和及反式不饱和（氢化）脂肪酸食物会增加 AD 的风险。多不饱和脂肪酸和单不饱和脂肪酸有助于脑细胞改善。多吃鲜鱼、鸡蛋、花生等含不饱和脂肪酸的食物对该病极大有益。

蛋白质：它是脑细胞必需的首位营养物质。脑中蛋白质占 30％～35％，是脑智力活动的物质基础。动物和植物蛋白都要充分补给。动物蛋白中瘦肉、鱼肉和鸡肉营养价值高。植物蛋白可选择大豆、芝麻、蘑菇、山药和花生等。其中大豆含有磷脂酰胆碱,消化后变为乙酰胆碱,吸收到脑细胞中,增加脑细胞间信息传递速度,可以增强大脑的记忆、回忆、思考和分析能力,缓解AD进展。

维生素和叶酸:它们对于维持脑功能有很大的作用。很多维生素影响到AD的发生和发展。维生素 B_{12} 可以降低 AD 的氨基酸水平。同型半胱氨酸水平高可能与本病发展有关,维生素 B_{12} 能降低同型半胱氨酸水平。叶酸有同样作用。两者能改善本病的记忆障碍。荷兰学者报告大量摄取维生素 C和维生素 E 可降低患病风险。但也有学者认为不可大量用维生素 E。

无机盐:AD头发中锌、锰、钙、镁、硒、锗等元素含量均较低。它们与维生素一起参与脑细胞的氧化应激反应,清除自由基,防止脂质过氧化物和自由基在脑中沉积。合理补充维生素和无机盐有助于预防或延缓 AD 发生。铝会抑制脑内酶活性,高于正常会使精神症状加剧。铜过多会沉淀在脑组织,引起脑萎缩。

(四) 坚持药物治疗

乙酰胆碱是一种神经递质,在细胞质中合成。人脑组织中含大量乙酰胆碱,其含量随年龄增加而下降,老年人比青年人下降30％,AD 患者比正常人下降达 70％~80％。保持脑组织乙酰胆碱含量,可激活病残后脑细胞的神经传导功能和信息传递速度,增强脑记忆能力。脑皮层和海马的乙酰胆碱来源于基底前脑胆碱能神经元纤维被激活,释放乙酰胆碱。AD 患者脑内胆碱能神经元有 70％~80％变性死亡,使乙酰胆碱量显著减少,记忆和学习能力下降。

食物中蛋、鱼、肉、大豆和菠菜中存在大量乙酰胆碱,食入后会被身体吸收。

乙酰胆碱在体内有多系统药理作用,如扩张血管、减慢心率、减弱心肌收缩力、兴奋肠道平滑肌、收缩支气管平滑肌等。对泌尿系统影响如下:使膀胱逼尿肌收缩,使膀胱自主排空压力增加,降低膀胱容积,同时使膀胱三角区和外括约肌松弛,导致膀胱排空。所以服安理申药物治疗 AD 患者会出现频繁排尿的情况,这和体内乙酰胆碱含量增高有关。明患有膀胱过度活动综合征,服安理申后症状加重,频繁小便,每次量不多,这和乙酰胆碱的作用有关。

目前治疗 AD 的常见有效药物是盐酸多奈哌齐片(Donepezil Hydrochloride,安理申)。该病原因尚不明,其发病机制部分与胆碱能神经传递功能降低有关。安理申可逆性抑制乙酰胆碱酯酶对乙酰胆碱的水解,从而提高脑组织中乙酰胆碱浓度,通过增强胆碱能神经的功能起到治疗效果。随着病变进展,功能完整的胆碱能神经元纤维逐渐减少,安理申的治疗效果会减少。文献上认为在 1～2 年后,即使加大剂量也无显著效果。

我周围有些 AD 患者,他们不曾服安理申,原因有二:其一,夫妻双方一人逝世,由儿女照护,认为该病无药可治,不愿用较贵的药物治疗;其二,担心安理申不良反应而选择其他治疗方法,如素食方法、营养疗法等,结果导致病变进展,生活质量下降,陪护压力倍增。

安理申的治疗效果,是通过提高脑组织中乙酰胆碱水平,使该病的核心症状即智力障碍和周围症状即情感障碍均获得改善。前者的改善很细微,而且需要长期观察的过程,对周围症状的效果则会令陪护者立竿见影地感觉到。明有几次漏服了安理申,即使 1～2 天,她的烦躁不安、吵闹暴力行为即会再现,加服安理申后,出现周围症状明显减少减轻。推测服药后脑中乙酰胆碱水平可达到有效的提升。

所以我的看法是:只要该药未出现不能继续用药的不良反应,我会继续给患者服药,AD 重度时脑中神经元已大部分破坏,增加安理申用量,如每天大于10 mg 也不会有显著效果,直到该药的疗效降至零,说明脑中胆碱能元神经纤维被破坏殆尽。此时需要选择其他疗法代替,或者选择联合治疗的方法。

(五)安理申(Donepezil Hydrochloride)

安理申通用名盐酸多奈哌齐,是由日本卫材公司研发,被美国 FDA(美国食品和药品管理局)和英国 MCA(英国药物监管局)批准用于治疗 AD 早中期患者的药物。日本卫材制药公司隶属于卫材株式会社,是研究和开发医药产品的跨国公司,总部在东京,创建于 1941 年。子公司分布于美洲、欧洲和亚洲各地。中国区总部在上海,沈阳、苏州有分公司。以研发神经系统、消化系统及心血管系统和肿瘤药为主。该药研究始于 1983 年,1995 年在多种茚酮类衍生物基础上,多奈哌齐被发现能改善失智症认知功能。1996 年发布的一项纳入 450 例 AD 患者为期 30 周的三期临床研究结果，证明该药能够显著改善患者认知功能。1997 年该药获美国 FDA 批准用于轻中度 AD 治疗。次年在欧洲上市，1999 年在中国上市。从 1997 年到 2017 年创造了辉煌成就，造福患者，减轻亿万家属的陪护负担。在药物专利保护期后，药品有效成分和生产工艺成为全民所有。目前日本市场上有三十余种仿制药。我国近年来也有国产安理申仿制药十余种，它们分别称为：忆知、诗乐普、阿瑞斯、思博海等。价格大幅降低，减轻了 AD 患者家属经济负担。

明患病后经脑科医院及时诊断，推荐用安理申治疗，初始剂量为每日 5 mg 睡前服。我考虑到明做任何治疗时，对药物的疗效和不良反应都很敏感，我决定从半片药开始，每晚服 2.5 mg。服药后感到效果较好，也未发现有任何不良反应，就这样明坚持不断连续服药达 6 年。后因疗效较前下降，加服到每天 5 mg。虽然疾病仍在缓慢进展，但每时每刻患者的记忆与遗忘、情绪障碍、恐惧害怕和极易激怒的表现都比未服药时明显缓解或好转。这使一个陪护者的体力和精神压力大大减轻。疾病的缓解，是药物治疗和照护双重作用的结果，两者缺一不可。近四月来，原来口服的安理申中断，改服其他类似药物，服用剂量相同结果不甚理想。只能网购安理申，药物来自不同药店，临床症状也时好时坏，犹如坐过山车，效果令人难以捉摸。近一月又用上医院的安理申，症状比较稳定，虽然疾病仍在缓慢进展但对陪护者来说似乎有喘息片刻的时间。亲身体会到一个有效的药物在治疗中的作用，它会减轻陪护者的付出。衷心感谢那些为了研究付出一切的科研人员，他们百折不挠的精神，他们持之以恒的拼搏，才换来对 AD 治疗的一线曙光。

有些作者推荐用安理申每天 23 mg（国外有此剂型）治疗中重度 AD 代替每天 10 mg 安理申，根据日本 AD 患者研究证实安理申 5 mg 和 10 mg 能分别抑制 20% 到 30% 乙酰胆碱酯酶活性。加大剂量的目的是希望获得更多的乙酰胆碱。虽然在某项指标上显示有些效果如 SIB（认知功能严重损害量表），因为大剂量安理申的不良反应均高于 10 mg 治疗所见，所以主张安理申和美金刚联合应用，或维持安理申每日 10 mg，如有 SIB 严重损害时可以试用大剂量。我的看法是在我国建议不采用大剂量安理申治疗 AD，其一是疗效不全面确切；其二是不良反应发生率高；其三是药量增加，药费翻倍。由于 AD 重度时神经元大量萎缩凋亡,产生乙酰胆碱的细胞大量消失,增加安理申用量能否达到乙酰胆碱同步增加尚待证实,更何况 AD 发病机理不明,乙酰胆碱仅是有作用的众多化学介质之一。

(六)安理申加美金刚联合治疗

美金刚(Memantine)是非竞争性 N-甲基-D-天冬氨酸(NMDA)受体拮抗剂。谷氨酸是脑中神经递质,多分布在脑皮质、海马、纹状体中,NMDA 受体是谷氨酸受体之一,它与记忆和学习关联密切。AD 患者脑皮质 NMDA 可减少 60%,导致记忆和学习能力下降。美金刚能调节脑内谷氨酸水平,内源性谷氨酸水平低于正常时,神经元会被刺激增加产量;当释放过量导致兴奋性神经毒性时,受体拮抗剂可避免神经元受损伤。谷氨酸受体调控剂具有双重功能。随着 AD 的进展,脑内神经元和 NMDA 减少,美金刚的治疗效果亦会减弱。β-淀粉样蛋白在脑内过多沉积是 AD 发病的原因之一,美金刚能使 β-淀粉样蛋白水平降低。该药由德国 Mertz 公司研制,2002 年上市,用于中重度 AD 治疗。2003 年获美国食品和药品监督管理局批准在美国应用。研究证明美金刚与抗胆碱酯酶药安理申联合治疗中重度 AD 已经取得更好的效果。在服用安理申基础上加服美金刚,两者有协同作用,比单独用安理申治疗效果好。动物实验中,两药并用显著改善记忆,比它们单独应用时更好,可能与药物作用于两个不同的发病机理有关。相反,Ivana M 等报告 2007—2012 年用安理申与美金刚联合治疗中重度 AD 患者与安慰剂对照的双盲研究,从 941 篇论文中选 83 篇荟萃分析,发现两者无明显差异,推测可能与观察期短(24～52 周)有关。多数研究者认为安理申和美金刚联合应用比它们单独治疗 AD 有效。但有些学者持异议,认为联合应用与两药各自单独治疗 AD 效果没有统计上的差异。

美金刚能改善 AD 认知能力,表现在记忆、语言和执行能力等方面,改善和预防 AD 患者精神行为异常的发生,如激怒、易激惹、攻击行为、妄想和夜游等。使重度 AD 患者不配合情况改善,病症稳定不恶化,减缓疾病的进程,极大程度上减轻了陪护者的负担,所以在 AD 中重度时为首选药物。David 等荟萃分析 2 340 例 AD 患者服用美金刚每日 20 mg 与安慰剂的 16～28 周多中心报告的结果发现,美金刚能明显减轻 AD 的临床症状严重性。

服药剂量如下：第一周每日服 5 mg（半片，晨服），第二周每天 10 mg（每次半片，每日两次），第三周每天 15 mg（早上服一片，下午半片），第四周每天 20 mg（每次一片，每日两次）。美金刚片可空腹或随食物同服。具体药物量因个人敏感性而不相同。明在服安理申 11 年后，今年加服美金刚，考虑到她对药物的敏感性，我先试用每日上午服 2.5 mg，没有发现不良反应，2 周后每天晨服 5 mg，对精神行为异常控制有效果，不良反应有轻度嗜睡，所以我改在午睡前给她服药，这样不影响日常活动。服药 4 个月，认知记忆和情感障碍均有轻度改善，近两月改每天上午服美金刚 10 mg，目前继续观察疗效。

两药联合应用有下列优点：首先，两个药是两种不同的神经递质，是两个渠道，通过两种神经通路起作用，增强残留神经元的功能，改善患者临床症状。其次，两者并用，各自药量可以适当减少，减少了药物长期服用的不良反应。美金刚的不良反应如体重增加、高血压、头痛、神经系统病、困惑等应予重视。

（七）治疗和陪护各占半壁江山

一个暑天上午，我和明在著名三级甲等医院老年医学科门诊看病拿药，当天患者很多，就诊者从丁主任医师诊室门口一直排到候诊厅内，队伍弯弯曲曲，宛如一条长龙。明紧靠我，不断用汗巾擦去脸上的汗。在我们后面，有位年近七旬的老妇人，她劝明到宽敞厅内的椅子上休息等待，明报以微笑无语。她告诉我们她是为丈夫来拿帕金森病药物的，她爱人患此疾病已经二十余年，她每周来门诊开药从未间断，因为丈夫出来极其不便，加上主治医师对他的病情也很熟悉……。听到帕金森病患者存活二十年以上令我感到惊讶，因为我们学校不少我熟悉的人都患病十年不到就先后逝世了。其中有些患者子女在国外，一直寄药回家。我好奇地问我身后的老妇人：您是用什么样的方法创造了这个奇迹？她告诉我老伴比她大十多岁，身体健康一般，用药也是普通常规的药物，如果说有不同……她提高嗓门说：精心护理！治疗和陪护各占半壁江山！我们学校有些老师患帕金森病，一般活 5～7 年，最长的可到 10～15 年，达到 20 年以上的未曾听说过。她看出我的疑惑，就详细介绍了她选用的治疗药物和详细的陪护内容。药物治疗并没有什么特别之处，细致耐心的全面陪护就如我在做 AD 的陪护一样，我和她感同身受。帕金森病和 AD 都是神经变性疾病，两病都需要陪护，而且工作量比较大，陪护的有无和质量的好坏，会影响到疾病的进展。最后我告诉她，我夫人患 AD 已经 11 年了，我也全职在家做陪护工作，我非常赞同她的观点。我们不约而同向对方竖大拇指，会意地笑了。我们都决心把患者的陪护工作做到极致，坚持到最后！

三、延缓病程进展

（一）亲人陪护

明的 AD 明确诊断后，治疗与陪护同等重要，后者往往被众人忽视。实质上良好的陪护可以达到与治疗媲美的效果。陪护人的选择，可以是爱人、子女、护工和护士。我首选爱人做陪护的理由如下：本病多见于老人，夫妻双方都已经退休，有时间照顾患者。患者患病后记忆力下降，看到和遇到事件都会提问，这些事都和以往经历相关，只有爱人能圆满解答问题。如果不回答或答非所问，甚至乱说一通，患者并未完全失智，故而会生气，达不到安抚患者的目的。患者会把日常物品乱放，又记不得放的地方，很自然怀疑物品被人偷了。患者会把衣服藏在枕芯和你想不到的地方，把一把剪刀不知藏在何处，几年以后才"自然回来"。患者变得十分胆小，见到爱人才有安全感，碰到与陌生人相处会非常害怕。夫妻一方有病，另一方陪护是最佳选择。陪护者要克服私心。我辞去退休后的一切兼职工作在家做专职陪护时，有人劝我继续上班、外出开会讲课，用额外的报酬请保姆照顾患者，这样可以使我的事业继续获得发展。我慎重考虑后，从患者的利益出发，依然决定放弃继续上专家门诊的选择，在家安心、开心地做陪护工作。我写诗一首，表述我陪护的心情：

您到哪我到哪

您到哪我到哪

我到哪您到哪

我们手携着手

走过斑马线

走进公园、超市……

您握着我的手安心

我握着您的手温馨

（二）选择好阅读内容

明很喜欢看书。家中大书橱中，专业书大都是我买的，文学著作大都是她买的。退休未患病时，她大部分时间用在阅读上。家中订了《扬子晚报》《南京晨报》《读者文摘》等报刊，还有她买的书，如四大名著、唐诗、宋词，以及《简·爱》《雾都孤儿》《复活》等中外名著。随着疾病的进展，她阅读的时间越来越短，大部头著作也无耐心细读下去。我明白随着她智力减退，记忆能力下降，她越来越看不懂书的内容。渐渐从喜欢看书转变为看不懂书，这对她无疑是一个沉重的打击。如果我不和她交流，她会呆呆地坐在那里，就如我在养老院见到的病人。此时，我为她重新组合了一套阅读材料：她的中学、大学毕业文凭，工作期间获得的各项成果奖，历年的职称晋升证书和各种活动奖状、证书。把上述材料捆成一套，她笑称是她的证书集。家乡相关部门编写了《天南地北泰兴人》一书，收集了该县具有高级职称的名人，书中有她照片和她写的400字介绍。《无锡第一女子中学百年校史》和《南京医科大学校史》都有她的相应文字记载。在有关她的部分我会用红笔标示。将家中的老照片选出三类：她读书时的照片、工作时的照片和家人的照片，分别放在几本相册中。将上述资料放在房内书架上，方便随时供她阅读。结果显示极好：她能看得懂，都是她自己的事和经历的事，阅读时她会主动告诉我相应的事和人，有时还会朗读内容，手舞足蹈起来。图片较多，文字相对较少。几种材料轮换看，她能坐下看1～2个小时，不感到厌倦。因为她记不得看过的材料，可以每天上下午反复看，真是百看不厌。常人是做不到的，因为看1～2次就记住不想再看了。她阅读时我一定在身旁，一方面她有安全感，另一方面她有问题，如不懂的字和句子我会解释。此时我在笔记本电脑上看材料、写文章，既做我的事，又做陪护工作，一举两得，是我最惬意的时候。我们就这样平安度过了一天又一天。阅读仍是患者最主要的事，但阅读的内容要做精心挑选，让患者有兴趣，反复使用无碍，患者记不得看过的内容，当时阅读的内容能理解开心即可。根据患者情况，自编一套量身定制的"教材"，无疑是一个好方法。都是患者以往经历的事，患者阅读时有兴趣，很容易理解，能唤起和促进她的记忆，对缓解疾病的进展有益。

（三）善意的谎言

人老了想落叶归根的欲望渐浓，对于明尤其明显。她经常要求回老家，要去看父母。开始我如实告诉她父母兄姐均已病故。她听后如五雷轰顶，顷刻号啕大哭，眼泪汪汪，不吃不动，坠入无比痛苦之中。回想1990年，我和明在美国迈阿密大学医学院学习，她惊闻母亲于10月24日逝世的噩耗，她也是如此伤心，还写了一首饱含深情的悼母诗《诉怀》："惊闻母亲赴仙境，从此游子成孤雁。女欲伴母同仙游，母亲挥袖不回首，仙境人间两相遥，孤女寻母哭号啕。仰问苍天何缘由，夺我娘亲独留我！"明患病前知道父母已逝世，现在为了她的病我只好学会说谎，她下次再问我父母情况，我告诉她："父母近一百岁了，身体很好。昨天还打电话给你，你忘了他们和你谈话内容，我告诉你……"知道父母健在，她很高兴，可以快乐一整天。她非常想老家，天天要离开南京回老家黄桥，我骗她说妈打电话告诉你老家没有自来水，要到屋后天井中打井水、挑水；没有抽水马桶，要用木马桶；没有煤气要烧柴草，住房拥挤……这些困难她童年都经历过，自然深信无比。她"接过"妈的电话忘了，对此她理解并深信不疑。庆幸她忘记了我说的谎话！我躲过一闹。以后，常常发生上述情况，我如法炮制。从此，只要对她病情有益，我就学会"说谎"，例如回答她记得的老同学都健在（其实已逝世过半），她的老领导和同事都健在（其实多数人已经逝世）……她感到喜悦，可能她又回到她求学和工作紧张、艰苦、友善与快乐的时光。我每次重复这些"谎言"，她都坚信不疑。她充满美好的期待。如果告诉她真实的一切，她会伤心欲绝，沉默寡言一整天。为了患者的健康，善意的"谎言"无疑也是治病良方！

（四）挑选护工

明现在患AD轻到中度，病程已13年，病变虽稍稍进展，但仍然没有进入重度，我现在仍有精力和体力陪护。今后她病变渐重，护理任务加大，我也更年老体衰，找护工进家可能是必然之路。根据他人经验，我想到如下几点要求：中年女性，年富力强，要有爱心、耐心，要有一定的文化知识，否则和患者不能有较好的交流，护理也不能有较高水平。护工挑选满意，试用成功后，最好不要频繁更换护工。女患者对护工的态度多数是不能配合和接受的，特别是轻型患者，早期要有一个双方磨合期。如果家中男主人有重要工作，或者年龄较轻没有退休,选择白天护工陪护,晚上主人或子女陪护也是可行的方法。我们医学院就有这样的实例,患者丈夫先逝,白天请护工陪护,晚上子女轮流陪护。依据个人经验,退休的配偶是陪护者最好的选择,有知识有医学背景的尤佳,可以使陪护达到较为满意的程度。两位耄耋老人相濡以沫,风烛残年,也来日可数了。

(五) 抢做家务

在发病前,明是很乐意做家务的。家中无论大事小事,只要她能完成的,不要你吩咐,她会积极主动去做。如家中清洁打扫、洗衣烧饭、四季衣被轮换等,真是贤妻良母,里外一把能手。患病后,做家务的愿望没有消失,但做家务的能力显著降低。我做家务时,她总是赶到现场,拿起工具要帮我做,我考虑她的智力和体力的下降,有些重活、复杂活和危险活我都谢绝她做。相反,有些轻活、简单活和安全的活我鼓励她和我一起做,如拖厅中一块地板,把我洗干净的碗擦干放进碗橱内,把我洗净甩干的衣服用衣架挂起来,我再挂到窗外晒。她一边做我一边表扬她"是擦碗教授!""是拖地板博士!"她听了很高兴。同样的事,反复做,越做越熟练,准确率高达90%以上。她做家务时,我一定在场陪做,决不能像过去一样让她单独完成。她做家务的目的不是帮我做事,而是继续她爱做家务的好习惯,使她的智力和体力均得到提升。千万不要认为,她在旁碍事,不如自己做,又快又好。要认识到这是一个帮她恢复智力和体力的活动。同时能使她转移注意力,使她体会到自己也是家庭生活中不可缺少的一员。

带有危险的事坚决不让她做,如点火烧菜、烧汤,登高、窗外晒衣,动刀动剪的危险活,买米负重的体力活……要坚决不让她做。她的大脑已不能判断这些劳动的危险性。一旦遇到意外,她不会处置。在劳动中带来伤害,会使你更加被动。做些轻活家务,可以锻炼身体,增强脑力活动,促进彼此之间的感情。她在劳动中也会感到很开心,证明她还是一个有用之人。

(六) 鼓励患者帮助做家务

明症状有好转时就会像小孩一样黏着我,在家中我走到哪里她就跟到哪里。我在厨房洗菜,她拿着抹布不断擦干我溅在防火板上的水滴,我洗碗,她拿方巾帮我擦干碗筷,我拖地板,她会帮我把轻的凳子、椅子移开……实际情

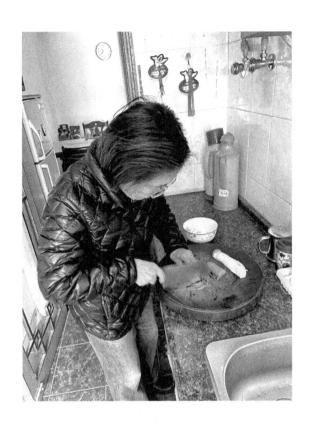

况是大部分事做对了，但多数做得不很完美，需要我再次加工，有些事可能做错了，例如我把碗筷打上洗洁精还没有水洗，她就用方巾把它擦干收入碗橱内……开始时，我不理解她，要求她看我做，不要动手，可以跟我说话，我来做事，既快又好。我的婉言谢绝，令她很不满意，严重时她会突然生气，甚至吵闹。我用对常人善意处理方式对待患者出现了问题，我立刻道歉，表示欢迎她帮助我工作，即使工作中有瑕疵和错误，我也不断竖着大拇指以示赞扬。她很开心，她的要求得到尊重，她的功绩得到认可。其实，她做错或不正确处理之事，趁她不注意时我会立即不动声色地改正。我也不必像对儿童那样教她如何做，她是不会记住你的教导的。从此，凡她想要帮助我做的事，只要不危险，只要不超负荷有损身体健康，我就让她做，但我一定在旁观看，防止发生意外，决不阻挡包办。她帮我做的事越来越多，她感到充实快乐，我体力和精力也获得一些放松。如果她不愿意做这些事，千万不要勉强。我们家就是

空巢家庭，又没请保姆，简单家务必须自己做，她出于爱和同情，本能希望给予我较多帮助，可以理解，也更感动我。

（七）疾病中度时陪护最关键

AD 按病变进程和临床表现严重程度分轻、中、重三期，轻度患者症状轻微，仅有轻度记忆障碍，平均 1～4 年。中度患者记忆力进一步降低，出现明显认知障碍，此时会出现"四失"行为障碍：失语、失认、失行和失禁，平均历时 2～10 年。重度时患者记忆严重丧失，失智症状显著，一般历时 8～12 年，平均存活期 7 年，存活 14 年以上的不到 3%。中度是陪护的关键时期，理由如下：该期历时较长，需要陪护的任务多而广泛，在多数时候患者还能认识亲人，对亲人有一定感情存在，亲人的陪护会给予患者最大的温暖，也是亲人陪护者对患者爱的回馈最佳时期，患者会体会到亲人爱的温馨，可以说患者中度期是和亲人留下的最后惺惺相惜、享受爱的温馨的最后时光。到该病重度晚期，患者完全失智，情感丧失，再也体会不到亲人间爱的温馨，在中度如果配合积极的药物治疗和细心周到的陪护会使该病的进展缓慢，使患者获得最大的收益。失语症、失认症请参阅我在其他章节中的专门叙述，此处我重点介绍陪护者还要做帮、陪两件事：帮助患者四季选合适的衣服，有时要帮助患者穿衣服，帮助洗漱、洗澡、服药、梳妆打扮和如厕等，患者如能自己做尽量让患者做，如果做不好或者不能做，陪护者应及时愉快地帮助完成，而且面带微笑，动作轻柔，不要给患者带来任何压力。患者最好全天有人陪护，此期焦虑和恐惧加重，没有安全感，需要有人全天陪护在身旁才安心，亲人陪护尤佳。因为失去定向和判断时间的能力，找不到熟悉的厕所、厨房，分不清上下午，语言表达能力和理解能力都有困难，阅读、书写和计算均有麻烦，许多过去平时能做的事情都不能顺利完整地做好，此时都需要陪护者指导和协助去完成。这样对患者的自尊心和信心都有益。反之，如果患者得不到及时帮助，心情烦躁，诱发吵闹，会使病变进展更快。

（八）让患者有成就感

成就感是指人做完一件事情时，为自己所做的事感到愉悦的心理感受。陪护者千万不能忽视患者的成就感需要。不能错误地认为患者智力障碍，什么事都做不好，还需要什么成就感？其实，人无论老少，正常人还是病人，都有一个想做事的愿望，想做一件令人称赞的事。AD 患者虽然智力下降，做事能力下降，要做惊人之举是不实际的。我从两个方面入手，让患者感觉到有成就感：一是把过去的毕业证书、职称证书、获奖证书、荣誉证书和编写的专著等捆成一厚叠，让明反复翻阅，她常一边看，一边读出上面的内容，从她脸上的笑容，可以看出她是极其高兴和自豪的。她仿佛又回到了那个年代，那段艰辛而又快乐的时光里，享受那份荣誉和欢乐。成果奖状上有些专业术语，虽然是她当时上报写的，现在她自己也读不懂了，我要耐心和细心地为她解释，千万不可怠慢她，要赞美她的成功。二是我把现在生活中一些简单易做的事让她做，我一定都在场。如早晨起床后叠自己的被子、自己穿衣服、擦干洗净的碗和整理沙发上的坐垫等，每做完一件事，即使不完美也要表扬，竖起大拇指、轻轻拍肩或者贴脸拥抱，使患者感到所做的事情有成就感。如果做的事不完美，绝对不要批评她，也不必教育她，而是尽快把事情补做好。

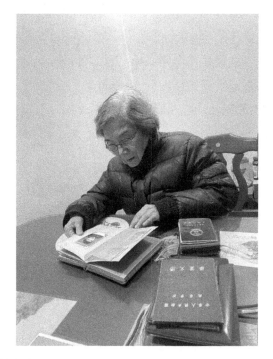

（九）娱乐活动

AD 患者虽然智力降低，但情感障碍发生较迟。患者在早期视觉、听觉、触觉和味觉功能仍存在。让患者参与适合的娱乐活动，会给患者带来快乐，在完成娱乐活动中,使患者获得成就感。明患病前喜欢的东西如听音乐、听越剧,我就把助听器替她装好,放音乐给她听。听着各种欢快的轻旋律音乐,高兴之处她会跟着唱一段。《红楼梦》和《梁山伯与祝英台》是她百看不厌的电视剧。这些旧音乐和旧影片能唤起她的美好回忆,给她快乐。她已不像以往能坚持看一段时间,往往注意力不够集中,也不能坚持始终。陪护人要仔细观察患者的反应,失去耐心就及时换其他娱乐方式。我会把她工作的影集或者家庭影集让她翻阅,不少照片下有文字记载,她会一边阅读,一边用手在上面指着人告诉我,实在有些说不出名字的,如果我知道的我会补充。我决不会为一张照片说错了去责备她,让她感到压力和不快。回忆往事,往日的成就历历在目,她从内心感到高兴,充满成就感。有些娱乐活动,虽然过去是喜欢的,如下围棋,现在再进行就不合适,因为下围棋需要较高智力和判断力,比较有难度,一旦患者不能顺利进行,就会伤心难过,这会大大伤害患者的自尊心,起不到娱乐的目的。我还会选择做"石头、剪刀、布"游戏,简单动作,简单言语,患者操作熟练,我和患者互动,气氛热烈,她会越做越高兴,但时间不宜太长。她每次获胜我都要表扬,竖起大拇指,让她有成就感,有满足感。几种娱乐活动可以反复交替进行,可以每天重复做,患者因为记忆障碍,不会感到厌烦,每次娱乐活动都感到同样的快乐。

(十)积极治疗诱因

AD病因不明。研究发现脑病变的组织中有淀粉样蛋白沉积并与神经原纤维缠结,引起中枢神经退行性病变,导致认知障碍和情感障碍的发生,产生各种各样的临床症状。另外认为机体的慢性疾病如高血压、高脂血症和1型糖尿病是该病的重要诱因。其他躯体疾病如甲状腺功能减退、癫痫和头部外伤等也列为本病的诱因。诱因作为刺激物可以是物质的,也可以是精神的。有学者报告该病与功能性精神障碍的精神分裂症和偏执性精神病有关。

明患病前后多年健康体检报告,无高血压、糖尿病和甲状腺等疾病,仅有血脂异常,表现为总胆固醇、高密度脂蛋白和低密度脂蛋白(坏的胆固醇)均升高。首先我对她的饮食做了规划,早晨服低脂高蛋白牛奶加面包或豆沙包,一个鸡蛋。中午和晚上瘦猪肉、鸡肉、酱牛肉、鱼或虾仁交替食用。蔬菜选青菜、茄子、绿豆芽和西红柿等，蔬菜中有时加豆腐干或者木耳，汤选紫菜蛋花汤。休息时饮绿茶，水果选苹果、香蕉。食物烹调避免油炸。尽量用蒸和烤，她特别喜欢吃烤鸡，烤鸡中的油脂全部滴去，而且鸡肉嫩滑且香。鸡肉、鱼肉是白肉，牛肉、羊肉、猪肉是红肉。红肉含脂肪、胆固醇高，容易导致血管硬化。治疗中，我采用含红曲成分的血脂康胶囊，病初晚饭后服 2 粒，好转后改为每次服一粒。长期服用无明显不良反应，它能降低血胆固醇、甘油三酯、低密度脂蛋白胆固醇和升高高密度脂蛋白胆固醇（好的胆固醇），抑制脂质在肝脏中沉积。它的降脂作用比较缓慢，但很安全，可以长期使用。我的一位朋友有类似病，服用他汀类药物如辛伐他汀（舒降脂）、普伐他汀（普拉固）等，降脂作用极迅速，但不良反应多，会引发无症状肝转氨酶升高。停药后血脂升高较快。我乐意用血脂康胶囊长期口服。如血脂超标不严重，可以完全停药，注意合理饮食即可。明因为血脂水平下降，我推测这也可能使 AD 的程度变轻和进展变慢的原因之一。

（十一）多接受亲友和社会帮助

我和明在南京算是空巢老人，现在是一个老人陪护一个 AD 患者，困难之多之大可以想象。她和我形影不离，她看不到我就会恐惧。我到超市、医院和公园散步都必须和她携手同行。最有意思的是我们在饭店吃饭，餐中我要陪她去厕所，除了开始就把餐费付清，不能忘记告知服务员，我们还要继续吃饭，否则这顿饭只能以半饱收场。有几次我们到我弟妹家做客，他们都是大家庭。明跟弟媳在厨房包饺子和烧菜，忙得不亦乐乎。并和两个侄女亲切交谈互动，也十分开心。她很自然地接受亲人的态度令我感到十分高兴，自然在那些日子里，我除了夜晚陪护她外，多数时间有亲人轮流照顾，我的体力得到恢复，精神压力也获得缓解。如果和大家庭成员生活在一起，无疑对陪护工作大有助益。

我们住的社区，居家养老服务比较完善，对居家老人提供不少服务，包括：① 助餐服务，提供营养丰富和卫生的食品，而且送餐上门；② 起居服务，帮助老人穿脱衣服、如厕和翻身等；③ 助浴服务，帮助洗澡有困难的老人洗澡；④ 卫生清理服务，给老人个人清洁整修和居室卫生打扫；⑤ 代办服务。代缴各种费用，代办各种手续。其他还有家政服务和紧急救助服务等。即使你决定在家中陪护患者,家中的所有事都可以请求社区养老服务平台帮助你,解决你的后顾之忧。这种服务都根据你的需要提供,按照项目收费,公平合理,它覆盖的面很广泛,比找一个全职或半职护工更省事,服务的内容更全面。这样使陪护者有更多时间照顾患者,也使陪护者获得短暂的休息。

四、疾病相关知识

(一)阿尔茨海默病早期 28 个典型症状

日本痴呆症预防学会会长和日本老年精神医学学会会长浦上克哉教授编著了《老年痴呆症的预防与陪护指南》一书,书中对阿尔茨海默病早期 28 个典型症状作了如下介绍:

① 经常把饭烧焦了;② 忘记做菜的顺序,或者做出来的菜味道不好;③ 不再打扫卫生了;④ 不会做垃圾分类;⑤ 总是在找东西;⑥ 把存折、印章、钱包等到处藏,最后自己也找不到了;⑦ 不会写汉字,开始更多地使用平假名或片假名书写;⑧ 付账的时候喜欢用 1 万日元大票,算不清账;⑨ 开始不顾仪表,穿着邋遢的衣服就外出;⑩ 对之前喜欢的东西不再感兴趣;⑪ 走路姿势出现前倾;⑫ 系不好衬衫扣子;⑬ 不会带口信;⑭ 不认识一直走的路,或者只能走到一半;⑮ 刚刚见过的人马上就忘记了;⑯ 忘记熟人的长相和名字;⑰ 反复说同一件事情,问同一件事情的次数增加;⑱ 说话前言不搭后语,有时说话自相矛盾;⑲ 谈话中途忘记想说的内容,经常说不出想说的词;⑳ 总是忘记最近发生的事情;㉑ 稍不顺心就暴力相向或口出恶言;㉒ 变得更加顽固;㉓ 半夜起来折腾,漫无目的地来回走,到处晃;㉔ 有时一天都不开窗帘,不开灯;㉕ 一天中睡觉的时间变长,变得不爱出门;㉖ 不知道今天是几号,经常弄错跟人约好的日期和时间;㉗ 出现尿频、遗尿、失禁的情况;㉘ 出现幻觉,或者在没有人的时候自言自语。上述症状有 4 项以上的被测试者有患痴呆症的嫌疑。只出现 1 项符合症状者需要到医院做进一步检测。我认为这 28 个早期可疑症状覆盖面广,贴近患者切身生活各个方面,有很好的实用价值,希望读者能放在案头,经常来对照亲人的一举一动,真正做到患者早期诊断。中国失智症患者在家庭照顾的有 4 000 万,2/3 家庭对该病知之甚少。很多患者没有得到

早期诊断和治疗，一定还有不少患者至今在家未获得诊治，所以放在我们面前的任务是极其艰巨的。

（二）"可治愈型痴呆症"

我在阅读日本浦上克哉教授所著的《老年痴呆症的预防与陪护指南》一书时，发现有一节描述"可治愈型痴呆症"时，我眼前一亮，欣喜若狂，一口气就读完了该节内容。我多希望在这些文字中能为明找到对号入座的内容，可惜落空了，我沮丧失望，内心深处感到无限的悲伤。我国目前有 AD 患者约1 000 万人。其中如有极少数患者是"可治愈型痴呆症"而被误诊了，我会感到欣慰，现在把该节的主要内容简介如下，供读者参考。

"可治愈型痴呆症"有下列情况：

（1）正常压力脑积水。由于脑脊液产生过多或者吸收减少，导致脑室扩大，引起记忆障碍、姿势步态异常和大小便失禁。插入导管将过多脑脊液排出，使脑室恢复正常，健忘症状会好转。

（2）慢性硬膜下血肿。跌倒或磕碰发生颅内出血，当时未被重视，之后患者出现记忆障碍。手术取出血肿，遗忘症状会有改善。

（3）脑肿瘤。颅内有肿瘤会引起患者头痛、晕眩和痉挛等症状，同时伴有健忘的症状。切除良性肿瘤，症状会获得改善。

（4）甲状腺功能减退症。表现为健忘或意志消沉，患者手和面部出现黏液性水肿。补充甲状腺激素，症状会好转。

（5）酒精中毒。饮酒过度会造成中枢神经损伤，禁止饮酒后症状会改善。

（6）老年抑郁症。该病很多症状和阿尔茨海默病相同，有时两者很难区别。但该病健忘程度不像阿尔茨海默病严重，体格检查没有记忆力减退，核磁共振图像上未见脑萎缩改变。

（三）情绪障碍

AD 的临床症状包括核心症状和周围症状。核心症状主要是认知能力减退，包括记忆障碍、视空间障碍、抽象思维障碍、语言障碍、失忆症、失用症和人格改变 7 个方面。周围症状即精神症状或情绪障碍，表现为抑郁、恐惧、焦虑、抑郁、兴奋、暴力、幻觉等，晚期表现淡漠。

AD 的核心症状是由于 β-淀粉样蛋白沉积在海马和中枢神经系统引起脑

神经细胞坏死,导致记忆和回忆功能障碍的智力低下。表现为记忆障碍、失认、判断障碍、语言障碍、定向障碍、失用、人格改变等。伴随核心症状还会有情绪障碍的周围症状,又称精神症状。约90％的AD患者不同阶段出现各种精神症状,表现为抑郁、恐惧、焦虑、兴奋、暴力、幻觉等。核心症状是本病必须具备的症状,情绪障碍表现轻重不一,或者不一定同时出现。有时情绪障碍出现在核心症状前,陪护者要细心、仔细发现。情绪障碍的各种表现会对陪护者造成巨大压力,消耗大量体力和精力,会让长期陪护者身心极度疲惫。情绪障碍表现出现在AD确诊前,会被误认为不是AD的基本临床表现,有些陪护者不了解这一点,患者被误诊和误解,常常引起陪护者不同情患者的表现,甚至会出现恶言相加,以暴止暴的错误做法。这样就会加重患者的症状,促进病程的进展。相反,正确处理会减少陪护者体力和精力消耗,让患者的疾病进程放缓慢。

情绪是大脑皮层和皮层下神经过程协同活动的结果,皮层下神经起主要作用,主要在自主神经系统(交感与副交感神经系统)、下丘脑和边缘系统。边缘系统即边缘皮质和皮质下边缘结构组成,它包括扣带回、杏仁核、下丘脑和海马等。下丘脑是情绪表达的重要结构。边缘系统中的杏仁核和海马也会导致人体情绪异常,包括恐惧、悲伤、冲动、攻击性行为等。在AD早期海马受到损伤,以后中枢神经系统相继受损,这是这些症状的病理基础。社会上对AD患者的记忆和回忆功能障碍比较熟悉,而对情绪障碍知之甚少,而且并不理解,认为是患者无理吵闹。陪护者应该明白这一点,这些表现是疾病的症状之一。在陪护过程中,应当配合医生积极治疗,陪护上更应耐心呵护患者,不应视为患者的无理吵闹。与常人不同,患者对外界的任何微小刺激都会引起剧烈反应,因此在陪护患者时,要特别注意自己的表情态度和言行,避免引发患者过激反应。因为这些情绪障碍表现常令陪护者体力和精力消耗很大,让人心神疲惫不堪,严重时会引起陪护者抑郁。情绪障碍是该病周围症状,是该病临床症状的一部分。陪护者应该积极做好陪护工作,掌握更多的陪护技巧,积极配合医生的治疗,让该病进展变缓慢,使各种症状减轻。

(四)痴呆症类型

痴呆症又名失智症(dementia),有四种类型:阿尔茨海默型痴呆症、血管性痴呆症、路易体型痴呆症和额颞叶型痴呆症。

1. 阿尔茨海默型痴呆症

这是最多见的痴呆症,起病缓慢,发病隐蔽,最初特征是记忆衰退和遗忘。随着时间的推移和病变的进展,可以逐渐出现下列症状:持续记忆力减退,判断能力减退,情绪和行为改变,最后丧失工作能力,并影响到患者本身日常生活。病初脑周围的空隙增宽,导致脑室扩大,脑皮质间出现宽缝隙,正常脑是无缝隙的,说明整个大脑萎缩,脑组织内出现 β-淀粉样蛋白沉积,导致神经细胞变性死亡。

2. 血管性痴呆症

这种痴呆症是因为大脑功能衰退与脑内血管病变相关。脑内血管病变导致脑组织缺血、缺氧和组织坏死,多发生在大脑皮质中或皮质下白质内,因小动脉硬化引起,导致认知功能障碍,出现记忆力下降和情绪性格改变。该病在老年痴呆症的发病数是第二位,占痴呆症中 10%～50%,均数约 30%。多在 50～60 岁发病,男性好发。发病较急,常有卒中史和高血压史。临床表现为痴呆症状和情感及行为改变(易激惹、抑郁、情感失禁)。虽然患者记忆力和智力下降,但理解力、生活能力和判断能力衰退不明显,仍能保持原有的人格特点。CT 与 MRI 检查有血管病变和组织损伤,脑萎缩常见。没有这些改变不能诊断脑血管性痴呆症,它的发病机理如下:由于高脂血症脂质代谢异常,加上高血压或糖尿病,导致脂质堆积在血管壁,使血管腔狭窄和硬化,引起脑血供不足和脑组织坏死,可多发性灶性坏死或大片坏死,因发生的部位不同,可引起相应症状。

血管性痴呆症和 AD 是老年人的常发病,两者可单独发生,常合并存在。约有半数病人合并在一起,两者难以区别。AD 中主要 MRI 改变是脑萎缩,特别是海马体萎缩,但没有脑梗死。在血管性痴呆症中脑部出现许多小块梗死区域或同时伴有血管硬化等改变,导致脑尤其额叶部位血流量减少。AD 也可伴有路易体痴呆症。混合型痴呆症存在,提示不同的治疗和预后。

明在 2017 年 6 月 20 日 MRI 检查显示:多发腔隙性脑梗死,脑萎缩,脑动脉硬化。表明血管性痴呆症不能除外,两型痴呆症合并存在可能性很大。

治疗上要限制动物性脂肪和高胆固醇食物的摄入,多吃蔬菜水果。血脂较高时可内服血脂康(红曲中提取物)内服,睡前服 1～2 粒,长期服用无不良反应,有很好的降脂效果。坚持户外走路,每天 3 000～5 000 步的有氧运动。

3. 路易体型痴呆症(LBD)

LBD 在痴呆症中占 15%～20%。临床表现为认知功能和决策能力进行性下降,还会有以下两个特点:① 反复出现幻觉,患者描述形象逼真,活灵活现,千真万确。患者坚信所见,不感到不适。② 出现帕金森症的临床表现:震颤、肌强直和运动过缓。此外,患者小碎步行走,极易引起摔跤和骨折。

LBD 发病机理是脑神经细胞内出现大量路易小体的球形结构,同时脑枕叶血流量不足。多见于男性,预后差,病程短。

4. 额颞叶型痴呆症(FLD)

FLD 又称 Pick 病,常见于 50～60 岁人群,是额叶和颞叶萎缩引起的痴呆症。临床表现为人格和行为改变,说话和语言有障碍。发病早,女性多见,病程短。

(五) 轻中重度主要临床表现

AD 的诊断主要靠临床表现,家属应该仔细观察患者的表现,越详细越好,以供专业医生作为诊断的依据之一。专业医生会通过一系列检查确定诊断,最重要最常用的是认知功能检查,如"简易精神状态检查量表(MMSE)",或"痴呆症快速测试量表"。详细的检查还有 CT 或核磁共振。体内有金属物体,如心脏起搏器和金属牙套等,则不能做核磁共振。如果仍不能确诊,可以检查脑脊液中 Tau 蛋白和进行 ApoE 基因检测帮助诊断。

轻度主要临床表现:近记忆障碍,抽象思维障碍如计算能力下降,视空间障碍如不知日期、找不到熟悉的地方,有早期人格改变,待人处世冷漠,情感障碍有忧虑恐惧、易激惹。

中度主要临床表现:记忆障碍进一步加重,除轻度时临床表现,还有失语;讲话杂乱无序;失认症,如不认识亲人和熟人;失用症时不能正确做日常活动,如洗漱穿衣等;幻听和幻视。

重度主要临床表现:除中度各种症状变严重外,还有大小便失禁,吞咽困难,丧失行走能力,肌张力增强,肌肉强直,四肢关节屈曲。

（六）记忆与遗忘

AD 有严重记忆衰退和遗忘。我们的记忆储存在大脑颞叶海马结构中。海马体位于左右脑半球,弯曲形状似海马。大脑皮层接受各种信息首先传递到海马区,海马区神经元与脑皮层中神经元形成持久网络,海马是记忆的中转站,如果不被采用会自动删除,反复使用即传入脑皮质中长久保存。海马能把近期(数周到数月)资料保存。海马的神经元极其脆弱,受伤坏死后,就丧失部分甚至完全丧失记忆力。正常人随年龄增长,海马逐渐萎缩,记忆力下降。AD 海马体损伤较重,记忆力显著减退。记忆过程有三步:识记、存储和再现。这三个过程缺一不可。识记是人脑对事物特征的识别,常分为无意识记和有意识记。前者是随意自然发生的,对人感觉器官有刺激,能引起人兴趣的识记。耳濡目染、潜移默化都是无意识记的结果。后者是有目的的识记,需要一定意志和努力的识记,如定理、公式和外语等。从保存时间上又分短时记忆和长时记忆。短时记忆即 1 分钟内记忆,如不重复很快消失。多次重复进入长时记忆,长时记忆容量大。

记忆存储是记忆核心环节,存储的信息并非一成不变,有质变和量变两种形式。质变表现为:内容更加完整、简洁概括、更为夸张和突出。量变表现为:记忆恢复(记忆回涨)和记忆遗忘两个方面。记忆恢复即记忆保存的资料比开始保存时的资料增加。儿童记忆恢复比成人明显,无意识记忆比有意识记忆明显。发生的原因复杂,可能与资料积累、互相干扰和积累抑制等因素有关。

遗忘是指识记的东西不能正确地回忆和再现。AD 在识记、存储和再现三个方面功能都严重受损。正常人能每天把大量信息识记、储存于脑中,需要时能及时准确地提取出来,这是一个庞大而艰巨的活动。海马在这一环节中起重要作用。

明患病后,刚说过的话和刚做过的事立即遗忘。即使多次重复,也是记不住。对以往的有意识记,如她工作时常用的术语(超微病理、线粒体和溶酶体等)也不能从脑中存储器内取出再现。但是有些无意识识记的材料如儿歌和印象深刻的照片,她能歌唱和说出人名,而且年代久远的比近期的记忆好。形象记忆、情绪记忆比逻辑记忆强。根据这些特点,和患者交流交谈要浅显易懂,和她谈有兴趣的事,不要强制她学习。不能希望她记住我说的话,即使我重复多次也无用。理解了记忆和遗忘的规律,我的心会平静很多,这些情况是她的病所造成的伤害,陪护者应更加细心呵护她。陪护者有条件的话应该学习记忆与遗忘的生理知识,学习 AD 的基本病理生理知识,这样对做好陪护工作可以打下坚实的科学基础。

五、陪护者的心声

（一）一场不能获胜的战斗

AD 是一个病因不明、智能丧失的系统进行性疾病。我们现在的一切治疗和医疗照顾,仅能做到延缓病程的进展或者完全无效。陪护者开始是不愿接受这个残酷的现实的。陪护 AD 患者是一场漫长无声的战斗,是一场越战越气馁的战斗,是一场永远不能获胜的战斗。这无疑挫伤了陪护者的信心,这无疑大量消耗了陪护者的体力和财富,最终会导致陪护者体力和精力的衰竭。在 AD 早期轻型可以通过治疗和陪护获得缓解,使病变进程缓慢,明的13 年病情经过就充分说明了这一点。从我陪护的亲身体验来看,她的智力仍在逐渐衰减,仅是进展极为缓慢,没有出现断崖式崩溃。我认识和熟悉得很多患者,和她同时或在其后患病的都先后离世,或者很快进入中重期,目前仍存活滞留在该病中度的极少。我没有做过统计研究,也没有去查文献,这仅仅是个人的感受。如此获得的缓解是否与细心陪护有关,更不敢断言作判断。无疑,精细陪护对患者身心舒悦、放松心情,绝对有很大的裨益。如果该病病因和治疗上没有突破,我也接受,会有一天我会突然感到五雷轰顶、天崩地裂、心肺撕裂的悲痛。想到我做过的长期陪护,我痛苦的心会安舒一些,我会擦干泪水,继续战斗,走完人生的道路。这也是她将来在天堂希望我做到的。

战病魔

战病魔
一场流汗流泪的战斗
丢城失地
痛苦无比

战病魔

夜以继日的战斗

身心疲惫

欲哭无泪

战病魔

旷日持久的战斗

永不气馁

永不懈怠

战病魔

是一场不能获胜的战斗

仅能延缓疾病的进展

是亲近患者最后的时光

（二）选择养老院

明确诊为 AD 病轻型后，我意识到问题的严重性，我俩先后考察了近十家养老院。从低档、中档到高档，收费从两三千元到一万余元，环境、建筑设施、护理器具到服务水平都大相径庭。记得有一个位于市区的养老院，电梯上到十楼，进入一个筒子楼样的房子，据说过去是一个工厂，现在关停后转型为养老院。每个房间都塞满了患者，房间内除了床外没有其他设施，洗脸、上厕所都要到盥洗室，下不了床的就只能使用痰盂。一进房间一股尿臭扑面而至，每个患者都呆无表情，穿着臃肿的从家中带来的棉衣。彼此也不讲话，我们和他们招手，也无反应。有一个不大的厅，正放着轻松的音乐，照护人员正带领十余个 AD 轻型患者在做体操。这里房子窄小，空气混浊，不见阳光，光线昏暗，使人久留有昏昏欲睡的感觉。院长是我院退休护士，她退休后邀请了 2 位退休护士办了这个养老院，她们三人志同道合，不是为钱而来，纯粹是为了减轻患者的痛苦，为了减轻患者家庭的经济负担。当年退休工人退休工资仅有 2 000～3 000 元，他们所有工资拿来正好够住院消费。因为收费低，又在市内，虽然条件差，仍是一床难求。又因为工薪低，很难招到护理人员，她们走路都是快走，忙得不可开交。

因为我和院长是同事，在她窄小简陋的办公室谈了几分钟。从她的介绍中，我体会到她是为了一种大爱，为了实践人类的怜悯之心而在忘我工作。我走出养老院大楼，街上车水马龙，人声鼎沸，我双眼湿了，我的心仍沉浸在痛苦之中不能自拔。她们所做的一切，感动了我，鼓舞了我。人活在世界上不仅是为了自己，为了金钱，为了自己过幸福美满的生活，帮助弱者、帮助患者也会获得愉悦和幸福。我们每个人都应该逐渐养成这样的美德。

以后我又访问了多家养老院，先进的建筑设施、优美的周围环境和护理设备一家比一家好，可以说达到豪华，当然收费标准也水涨船高，能住得起的人越来越少。有些养老院大厅内还有钢琴，有专门琴师为来访者弹奏优美的乐曲。但是我在多数养老院所看到人文精神却缺失或少有，这令我十分沮丧。

明现在在家由我陪护，还没有送养老院的必要，对未来要进的养老院我有下列设想：希望养老院位于城市郊区，进市区方便快捷，周围环境静谧，有花草树木绿荫，建筑半新以上，设施完善，护理设备齐全。住两人一间有卫生设施的房间，由一个护工照顾两位 AD 患者，由养老院进行监护。费用可以在中等以上。患者与我生前都有这样的宿愿，在我们失去意识，靠各种管道维持生命体征时，让我们有尊严、体面地走完人生。

（三）陪护是人生的大考

对陪护者说陪护患者是对人生的大考。选择这一步不难理解，因为人和其他动物一样，生来具有对弱者和患病同类的怜悯。决定是容易的，坚持去做是困难的。我就遇到好心的朋友，劝我找一个护工照护即可，让我用专家门诊的挂号费和外出讲课的劳务费支付护工的工资，一方面收入绰绰有余，另一方面我的知识能继续发挥作用，我会在各种工作和学术活动中得心应手，而且与陪护的繁琐与劳累不可相提并论。他们的建议不是毫无道理，而且社会上就有不少人选择此路。诚然护工与自己的陪护质量不可等量，大家从我的陪护手记中可以看得一清二楚。

陪护工作是繁重的，在心灵上也是极其痛苦的。因为你亲眼看到你最亲爱的人，逐渐丧失记忆力和理解力，丧失活动能力，你从内心受到阵阵创痛，护工仅有患者需要照顾的体会，没有感情上重创。我最痛苦的时候是她在激烈冲动时，不认识我，她挣扎要去自杀，她不想活了，我的任何劝说都无效。

我紧紧抱着她，眼泪汩汩外溢，我可怜她，我愧疚自己无法治好她的病。我的心碎了，我也突然想和她一起跳下楼一同解脱……顷刻，我意识到我责任重大，我不能和我认识的两位老教授所做的蠢事一样，我应该坚强，忍痛负重继续前行，尽最大努力，使她获得良好照顾，走到人生终点。选择陪护就是选择困难、选择坚守、选择不弃！这是对你体力和能力的锻炼，是对你灵魂和人品的考验，会使你成为一个高尚的人和有品德的人。

（四）陪护者要学会弹"钢琴"

明和我是空巢家庭老人，儿子已在美国定居三十余年。我们在南京没有亲人，身体健康时我们没有负担，两人携手协力做事，一切尚算顺利。现在明生病了，她不能帮助我做事，我还要照顾她，家务事仍要完成。她坚决反对请保姆帮忙。看她反对的态度如此坚决，我只能放弃这个计划，另想其他方法解决。

首先我采用网购的方法，解决买菜、买米等日常用品的采购负担，这为我节省了大量时间。我对快递小哥非常有好感，在我的微信公众平台"Cutaneous"上发表过一篇称赞快递小哥的文章：

赞快递小哥

酷暑和严冬、暴雨和大雪，给我们出行带来极大困难，即使超市近在咫尺，我们也不敢贸然行动，我们深知老年人摔倒的危险：轻者骨折卧床不起，重可一命呜呼。此时我会订超市速递，选好商品付款后，一般一小时会送到家。每周都要订2~3次，遇到雨雪天会多订几次。他们是一群优秀的劳动者：很敬业、很刻苦。无论炎热酷暑，雷雨交加；还是凛凛寒风，厚雪封门，送快递从不迟到。他们每次在单元大门揿门铃，开门后都是跑步上楼，为了节省他们的时间，我总在门外接货。明也站门口显示我们对快递小哥的尊重。他们离我还有两个台阶就把货递给我，转身就飞奔下楼送另一家订的货。他们的行动温暖了我，使我难以忘怀。

其次革新烹煮的方法，在保证营养的前提下，我主要订超市的半成品菜为主，如现烤的奥尔良鸡和烤鸭、熏鱼和冷冻包装熟食叉烧猪肉、干切牛肉和冷冻包装的虾仁和黑鱼片等。这些物品为我省去再加工时间,微波炉上加热和清蒸极为省时间。炒菜较少,烧饭的时间省下来可用于陪护。明的优点是吃饭不考究,每日重复的菜肴也不拒绝,只要有营养和她喜欢吃的菜,她就常竖起大拇指鼓励我。家中打扫卫生在空闲时间做,有时也带明做些轻微劳动,达到锻炼身体的目的。家中较彻底的打扫,尤其高空作业,逢年过节时请清洁公司来做一次足够。

繁重的家务劳动,通过订快递和简化烹调流程省了不少时间,满足了陪护时间的需要。生活中困难随时袭来,克服困难事在人为。没有过不去的坎,没有克服不了的难。

（五）倾听是陪护的重要任务

有些 AD 陪护者认为患者是失智症,他/她说的话,语无伦次,内容含糊不清,常常不知其意,认为听这种啰嗦唠叨,是浪费时间,毫无意义。陪护者常坐在患者旁边,一边看着手机或者看书报杂志,更甚者看电视……对患者的陈述,一概不听,偶尔回答患者"嗯!"或"喔!"这样的结果是常逼迫患者终止谈话,患者立即显出伤心和忧郁,严重时暴发情绪失控,诱发吵闹大哭。我体会到贴心的做法如下:患者如果主动想和你说话,你应该立即放下手中的工作,决不要不予理睬,患者此时对你的态度很敏感,甚至会诱发一场吵闹。你一定要及时坐在他/她的对面,眼睛看着患者,聆听对方的声音,要显得静心和耐心,不时露出微笑,表示对患者的赞美,甚至举起大拇指说"好"。患者有时会越讲越高兴,如果时间允许,尽量让患者讲话。如果有事可婉转告诉患者要去做其他事情。患者陈述了一会儿,其自尊心受到尊重,此时就不会生气了。陪护者的倾听,会使患者有愉悦的心情,会提高患者的语言能力,推迟失语症状的发生,改善失语症状的严重程度。倾听也是心理治疗的良药。亲人陪护容易做到这一点,陪护者往往忽视这一点,认为照顾患者生活起居即可,倾听没有时间也没有兴趣。培训机构应该对陪护者加强培训,使他们认识到倾听在照护中的重要作用。

（六）陪护者健康

AD 陪护者需要长期在陪护工作中消耗体力和精力,因此需要陪护者有一个健康强壮的身体,需要有一种坚强意志。如果是夫妇间的陪护,年龄相

差不大,为防止体力和精力过度透支,我有下列体会:

1. 家务劳动要尽量减少。采购物品尽量网购,速递上门,节省外出时间。烧饭做菜也要简化,荤菜尽量买半成品或冷冻食品,加工比较简单和快捷。营养要绝对保证,不可误信太多的食物禁忌。

2. 我退休后陆续把医院续聘合同终止。尽量把全部时间留在家中陪护,不再上医院专家门诊,保证了陪护和休息的时间。

3. 睡眠充足。患者睡眠和休息全无规律。晚上 6 点可能要入睡,半夜醒来就会把我叫醒讲话,她脑中已无时间概念和作息规律。上午 9 点可能又呼呼大睡。为了保证我的体力,我要放弃原有的作息规律,与她大致同步。晚上早点睡,早上早点起,饭前稍休息。基本上患者睡觉我休息。

4. 克服孤独。我退休后脱离了工作岗位,人际交往大大减少。13 年来陪护 AD 患者,与外界很少接触。时间久了,会产生孤独感和抑郁。为了克服这些,我培养文学阅读兴趣。在网上创建自己的公众号"Cutaneous",3 年来共发表随笔 95 篇,加科普文章共计 120 篇。部分文章刊登在《扬子晚报》和《生命时报》《医师报》及《健康报》上。《那个没有吃到的烤红薯》一文被江苏省新闻出版局评为"文艺三等奖"。有了爱好,有了目标,加上有 2～3 个同情我的好友常打电话鼓励,我就不感到孤独寂寞,也增强了与困难斗争的信心。

5. 锻炼身体。我深知没有健康的身体,就不能完成繁重的陪护使命。坚持每天最少走 5 000 步以上。晴天陪明去超市购物或公园散步,雨雪天在家做原地踏步走,一定要达到规定的目标。

(七)陪护者抑郁症

陪护者长期照护 AD 患者,居家陪护与患者形影不离,脱离了以往的一切社交活动,与亲朋好友也联系甚少。以前我上专家门诊,参加各种学术活动,参加本院和其他院所研究生论文答辩等,忙得不亦乐乎。虽然有时候筋疲力尽,但觉得工作和生活充实快乐。现在像一个发动机突然不转动了。过去家中电话频繁,现在一天没有一个电话,过去家门探访者门庭若市,现在家门门可罗雀,很少有人来访。感到脱离集体宛如漂流到孤岛,突然变成一个无用之人。长期艰辛的陪护,常导致陪护者寂寞、孤独、焦虑、疲惫,有时会愧疚或愤怒。这样精神紧张、体力耗尽,会导致发生抑郁症。抑郁症在 60 岁以上人群发生率为 20％～50％。需要重视的是 65％～80％有自杀倾向，为了陪护好患者，适应患者的需求，陪护者也逐渐回到低智商的童年时代：讲话简短、用词浅显、语速极慢……宛如一个和患者同龄的儿童或者也是一个 AD 患者。与常人交往又要有一个适应和恢复的过程。另外，长期艰苦的陪护，在体力和精力上付出巨大，有时达到枯竭的程度，陪护者还要顽强支撑着。遇到患者暴怒、辱骂等粗暴行为时，虽然知道这是患者在发病，还是感到沮丧、伤心欲绝。焦虑、抑郁、失眠和烦躁困惑着陪护者，严重者会感到生不如死。据国外研究，长期陪护者抑郁发生率高达 85％。

为了克服陪护者抑郁症，我做了下列几点：

1. 利用手提电脑或平板电脑，时刻关心国家大事和社会新闻，使自己不脱离社会。有时也可以看自己喜欢的电影和电视短剧，不一定去电影院，也能享受到娱乐的快乐。

2. 培养个人爱好，便于全身心投入，找到自己的价值和快乐。2018 年我建立了我的微信公众号，每 2 周发表一篇随笔，期期按时发表。至今随笔已发表近百篇，加上科普文章共计 120 篇。

3. 找几个知心的能理解你困境的朋友，特别是同病相怜的熟人通电话，彼此交流一些陪护 AD 患者的经验，相互鼓励，艰难前行。

4. 必要时找钟点工或临时托抚机构短期帮助照护，让你能喘息片刻，调整疲惫不堪的身心。

5. 如果病情严重，无疑要请医师诊治，服用相应药物治疗是必要的。

（八）陪护者的失误

AD 的陪护工作是一个长期艰巨的工作，需要细心和耐心，需要充沛的体力和精力。即使我竭尽全力，仔细反思仍有不少欠缺和不足：第一，我对该病认识不全面，该病记忆和回忆的认知障碍即失智症我明白，但对该病的周围症状即情感障碍知之甚少。常把情感障碍的表现如恐惧、吵闹、习惯改变和处事顽固等症状归为不良习惯，没有认识到这是该病的表现之一。这些症状极其烦人，极其令人心碎，极其令人疲惫不堪。在这样的情况下，主观上对它又认识不足，在陪护上有时候会失去耐心，表现出烦躁不安。处置不当，患者症状会越来越严重，我付出的体力和精力都会成倍增长。通过继续学习，我明白这些是该病核心症状之外的周围症状,是情感障碍或者称精神症状,也是该病的主要表现之一。我逐渐学会了如何处理这些事情,收到较好效果,既节省了精力,又使她的疾病进展越来越慢。第二,我对患者的智力障碍认识不全面,患者的智能相当于儿童,但绝不完全等同于儿童。儿童接受教导后,会很快记忆且不会遗忘,随着年龄增长能力越来越强。患者则是完全相反,对于陪护者的教导很快遗忘,随着病程进展,记忆和遗忘障碍越来越严重。所以教导患者如对待儿童一样是错误的。对于患者是呵护第一,不能指望她学会你教做的事,她可能永远不会自己做了,需要你长期陪护。对于现在她能按照你的教导做,应该受到鼓励和表扬。让她感到开心和快乐,这就是成功。

(九)不要认为患者是呆子

陪护 AD 患者久了,或者对该病认识不全面,会错误地认为你陪护的人是个痴呆,是个智力低下和智力障碍的呆子。这样的看法,以及在陪护中你的所做所为会加速患者疾病的进展。患者存在记忆和回忆障碍,智力低下,过去熟悉或会做的事情不断消失。在疾病早期即出现智力障碍,这是病变的主征,但是,患者的情感障碍发生较迟,有些患者即使到后期,仍对视觉、听觉、嗅觉和味觉刺激有反应,如患者看照片、听音乐、嗅香气和品尝美味有反应,而且和常人区别不太大。如果陪护者对这些一概熟视无睹,无疑是残酷剥夺了患者的部分生命权利。患者的自尊心和成就感依然保持。所以我们和患者相处中,应该尽量帮助患者做不能做到的事情,这些事情如穿衣、吃饭和如厕等;在精神上我们应该尊重患者,甚至于主动创造一些条件,满足患者希望得到的东西,例如给患者看浅显易懂的卡通片电视、动物世界纪录片,播放患者曾经喜爱的音乐和电影 DVD。如厕后提供温热水及时清洗外阴部,让患者感到舒适。患者喜欢吃的食物和零食,如果不影响身体健康,应经常足量提供,让患者感到食欲满足的快乐。总之,应该让患者享受到做人的尊严和做人的快乐。

(十)修炼自身

13 年前,明被诊断 AD 后,当时我感到如晴天霹雳,我自己是医生,更知道这个疾病的后果,我知道这个病病因不明,我知道对这个病无有效治疗药物。我脑海中的这些知识,让我如坠入深渊,痛苦万分。经过几天的深思熟虑,我必须面对现实,首先考虑如何安排她的治疗。虽然该病目前无有效治疗方法,我仍向精神科她的同班同学张教授请教,选择治疗该病轻度患者最有效的药物安理申,坚持按规定剂量服药。有些人怕不良反应,怕无效果,认为药物太贵,都不愿意给患者服药。可怜患者此时已无能力决定自己的治疗方案,选择治疗方案这是对家属良心的考验,这是对家属智力和判断力的测试。该病病因不明,在 AD 中,有一种血管性痴呆症,其病因与血管病变有关,其诱因是高血压、高血脂和糖尿病等。明有高脂血症,总胆固醇和甘油三酯升高,一直在服血脂康治疗,有一定效果,但仍未降到正常。此时,我除继续服用降血脂药物外,还注意饮食管控,少高脂肪、高糖饮食,多食素菜、水果和粗粮,希望在病因源头做些控制。为了给她一个好的治疗环境,我决定让明在家治疗,陪护工作由我亲自担任。我选择逐渐辞去专家门诊工作,从减少到完全不参加外面的学术活动,逐步成为一个全职陪护工。有人劝我找保姆或者钟点工帮助,这样我可以继续做我的工作,我可以继续外出参加学术活动。思考再三,我婉言谢绝了。其原因我在前面已有详细叙述。在陪护中,我一边向书本学习,一边观察患者的言行,一边思考摸索着处理方法。患者在智力障碍和情感障碍两个方面先后出现病症,临床表现是千变万化,处理方法也各不相同,我在前面文字里已做了详细叙述。一个目的就是让患者得到最佳呵护,让患者病变的进程缓慢前行,让患者有一个舒适舒心的感觉。在这个过程中,我付出了艰辛的劳动,我耗尽了所有的精力。我与外界基本隔离,我寂寞,我与人很少联系,我孤独无援,我走到抑郁症的边缘。但我想到我的责任,想到我的重要性,我又必须坚强,我必须任劳负重,我必须把事情做好。这是对我的考验,这是对我人生的修炼。选择陪护,做好陪护,就是选择修炼自身。我不后悔我的选择,我希望走到完美的尽头。

(十一) 爱的力量

明患 AD 后有一个症状是嗜睡,睡眠的总时间比病前大大增加。晚上一般 6 点钟睡,次日早晨 6 点起床。中午午睡 1 小时,有时上午还要小睡 1 小时。晚上她早睡,我在床边看书。有时看着她沉睡的面容,听着她的呼噜声,会联想到诸多往事趣事。我俩第一次相见是在回老家的长途汽车上，我从扬州市她从无锡市一同乘车回老家黄桥。当时我在江苏省扬州中学读书，她在无锡市第一女子中学求学。我俩家相距很近，步行仅十分钟路程，两家父母彼此认识。这个假期我们交谈最多的是文学，因为我俩都是文学爱好者。对中国的经典四大名著和唐诗宋词都阅读过，对苏联的很多文豪都情有独钟，如高尔基的《母亲》，托尔斯泰长篇巨著《战争与和平》《安娜·卡列尼娜》《复活》，还有著名作家蒲宁、屠格涅夫、契诃夫和普希金的作品。交谈中我们的看法与理解惊人一致，颇有难得一知音之感。在以后历年的寒暑假中，彼此的阅读收获成为我们交谈的主要内容。记得有几件事给我俩留下了深刻的印象。我选择读医学院是我哥的建议，他是上海同德医学院毕业，毕业后参加解放军的治疗血吸虫病工作，后来转到上海复旦大学医院工作，他认为中国医生数量偏少，不少地区缺医少药严重，学医有宽广的前途。1955 年我考进上海第一医学院医疗系。明高中毕业时，她哥哥原先叫她读建筑系，因为他哥哥是浙江大学建筑系毕业，分配在地质部工作。考虑到明身体健康欠佳，最后也支持明和我一样学医。1956 年她考入南京医学院。我们两人从爱好文学开始，到最后都选择做一名为人民服务的医生。第二件大事是我请明教我英文。我学了 5 年俄文，高中 3 年，大学 2 年，从未学过英文。明读了 8 年英文，中学 6 年，大学 2 年，从未学过俄文。考虑到医学文献英语较多，我利用假期请明教我英文。她教学很认真、严格，从 26 个英语字母和国际音标教起，由浅而深，循序渐进，我学习也很努力，后期以许国璋编著的《大学英语》为教材。我收获很大，进步很快，为毕业后分配到北京协和医院打下了良好的英语知识基础。

结婚 5 年后我调到南京医学院附属医院，我们长期生活在一起。我俩共同肩负家庭和教育儿子的重担。她和我一样工作任务繁重，家务事方面还要比我多负担些，现在想来，真感内疚。明工作中聪明能干，才思敏捷，学术报告言简意明，条理清晰，逻辑性很强。在生活中，无论是与领导干部还是与工人都能和谐相处，乐于助人。她的人际关系处理得比我好。我只顾工作和学习，不会主动去接触其他人员。在进修生和研究生眼中我是一个缺乏情理的书呆子，凡事不好沟通与合作，他们有些要求常先和她沟通。她的性格友善平和,与她相处令人愉悦。从明的待人处世,我学到很多东西,我逐渐改变我的处世方式。但对进修生和研究生的高要求没有降低,他们更乐意和我讨论问题,说我真不是一个十足的书呆子。

1982 年南京医科大学电镜室买了荷兰 Philip EM-400 型电镜,它能放大 80 万倍。同时买了日本日立 S-45 扫描电镜,两部电镜非常先进,当时我想好多皮肤病问题可以被阐明。1978 年在徐州市召开了"文革"结束后的第一次全国皮肤科大会。我被选为大会第一位发言人,我报告的题目是《界线类麻风早期皮损的超微结构观察》。报告内容受到于光元等一批老教授高度赞扬,也鼓励我在皮肤超微病理上多做贡献。我在夫人指导和帮助下先后完成皮肤超微结构研究论文共 41 篇。我为第一作者 19 篇,她为第一作者 9 篇,与其他教授合作完成论文 13 篇,参编《人体皮肤电镜图谱》。我们的研究对阐明一些皮肤病的病因和发病机理提供了详尽资料。

1990—1991 年明在美国迈阿密大学医学院研修超微病理和创伤愈合。至 1996 年共发表论文 103 篇,其中英文论文 17 篇,第一作者 3 篇。1980 年以来获部省级科研课题 6 项。科研成果奖 8 项:第一获奖人江苏省科学技术进步奖四等奖一项(心脏病心肌细胞琥珀酸脱氢酶与心功能关系的研究);江苏省卫生厅科学技术进步奖一等奖二项。与他人合作获江苏省科学技术进步奖三等奖二项,四等奖一项。并获中国"八五"科学技术成果奖。1996 年被评为"八五"先进科技工作者。编写《皮肤病超微结构图谱》(无主编),参编《电镜技术及其在生物医学上的应用》和《皮肤病学》。任中国动物学会细胞生物学专业委员会江苏分会秘书长、常务理事。美国电镜学会会员、日本皮肤病研究会员。

夫妻几十年相处中,处处都有相互帮助、相互影响、并肩前进的事。在生活过程中,携手度过艰辛,合力攀爬过高峰,共同享受过人间美好与幸福。不幸的是明晚年患了 AD,前进的路上,现在剩下我一个人,我的陪护任务比以往更艰巨、更漫长,根本无获胜的可能……但我会坚守阵地,决不动摇,因为我心中有几十年凝聚的爱的力量,它激励我,鼓舞我前进!游无锡梅园初恋的情景令我永远怀恋。

初恋

我俩并肩坐在公交车最后排

去城郊的公园游玩

不游览名胜古迹

我们漫步在树林中小路上

黄叶满地,荒草萋萋

除了鸟鸣,就是我们的步履声

我携着你温柔的纤手

静谧无语,胜过千言万语

我发现你是多么美丽

乌黑的短发

白皙红润的皮肤

明澈美丽动人的大眼睛

微笑时酒窝温柔可爱

在挺拔松树下互赠礼物

你送我邮册

我送你真丝手帕

摄影师为我们拍下

依偎相携最珍爱的照片

你把照片藏在金项链鸡心盒中

我们与它相伴相随六十年

（十二）我为何坚守陪护

我做明的陪护头几年,有几位好友劝我再考虑亲自陪护的决定。他们中有的是妻子或丈夫患 AD,有过亲身做陪护的经验。总的结论是陪护是场旷日持久、极为艰难辛苦的劳动,还是找一个居家保姆,选择在家照护患者最好。我可以继续上专家门诊,可以继续外出参加学术会议,交流讲学。所得报酬支付一个全职保姆工资绰绰有余,可以免除我体力和精力消耗,也是学有所用,发挥最佳余热的方法。好友的忠告颇有道理。根据数年做陪护的实践,我觉得我的陪护与保姆照护质量不可等同。保姆没有和明长期生活在一起的经历,对她以往的情况一无所知,对明提出的问题基本不能回答,仅能做到烧饭做菜的日常照护,对她精神上起不到辅助治疗作用。相反,我做陪护从精神上对明记忆力丧失恢复有一定帮助。

动物界有不少种动物,一公一母终生厮守,不离不弃,即使一方患重病,另一方也时刻相伴一起,艰苦度日,如企鹅、天鹅、河狸、长臂猿、狼、信天翁等十余种动物。人是高等动物,在人身上常常带有动物某些特有的纯洁品质。但是,人在进化过程中后天有获得某些其他品质的可能,如追求名利,追求安逸享乐等。这些因素也影响了人的决定,就不像自然界的动物那么单纯无瑕。所以,当一个人遇到亲人患 AD 时,就会有多种安排。我因为儿子一家在国外,亲戚都在外地,本市就我们老夫妇二人,此时,我不担责谁担责? 这不和自然界厮守的一对动物其中一个患病时一样吗? 本能的反应让我勇敢上阵了。在陪护的过程中,明不愿家中有钟点工,家务事事无巨细均落在我一个人身上,我深切体会到,以前明管理好这个家是多么的不容易,她除了自己的工作之外,还要操劳整个家务,过去我虽有投入,但没有全心关注,现在亲身体会到做家务的不易,特别是女性要做到里外一把手,艰苦繁重,我从内心深处发出了对她的敬爱,也是我对她回报的理由之一。现在有些夫妻年轻的时候就实行 AA 制(经济上分割,生活费各人自付),我担心这样的夫妻走到我这种地步,将会如何处置? 陪护中我学会了很多知识,也摸索出一些陪护的技巧,减轻了患者疾病发作时的痛苦,也缓解了疾病的进展。我的辛苦有了回报。我高兴快乐,愿意把陪护坚持下去,愿意把我的陪护经历写成一本 AD 陪护手记,将自己的陪护经验与奋斗在陪护战线上的"战友"分享,让众多 AD 患者受益。

（十三）陪护者须有很强的克制能力

AD 的陪护者除了一般疾病照顾者所需要的条件,如健康的身体、和蔼善良的内心、掌握照顾患者的技巧,还要求具有很强的克制能力,因为 AD 患者是失智者,失记、遗忘和情绪失控很常见。陪护者常常会遭到患者突然的粗暴对待。"我不认识你！滚！""你偷了我的衣服！"边哭边闹，推倒茶几，甚至用嘴咬安抚人的手臂……这事在常人之间自然会发生争吵，甚至发生以暴止暴的情况。但发生在 AD 患者与陪护者之间就绝对不允许。据报纸报道：一位中年妇女照护一位患病老妇，居然用毛巾将老妇闷死，还骑坐在老妇身上，直至老妇死亡。患者任何不当言行，都是疾病引起的，完全可以理解。陪护者是正常人，理应具有克制能力，决不可以暴止暴，而应该安抚患者。AD 患者在中重度时，此种失智的表现很常见。因此，对陪护者须要有很强的克制能力，才能使患者与陪护者间一触即发的"冲突"化险为夷。情商高的人会控制自己的情绪，它是管理情绪的能力，现实生活中它表现在生活的各个方面。现在也有情商测试标准试题，而且比较简单快捷。国外一些大公司把情商测试通过作为接纳人员的标准之一。我想 AD 的照护职业，是一个非常特殊，而且与人命息息相关的职业，将情商测试列为选人标准之一，应该是可以理解的。

（十四）与患者休息同步

AD 患者的作息时间有显著改变，晚上睡觉早，早晨醒得早，中午常不休息，上午会睡觉。初期，我按正常作息时间休息。明很早睡觉，家中安静了，我就抓紧时间看书学习，一直持续到晚上 10 点才睡。早晨 4~5 点，明就醒了，有很多问题开始问我，如她多大年纪？为什么不工作？……此类问题问过很多次，她仍旧记不得，如果我不告诉她，她会生气、发脾气、吵闹，我只能起床慢慢给她解释。半小时后她能安静入睡，而我已睡意全无。经过一段时间，我发现自己睡眠时间减少，体力与精力都日趋下降。朋友建议我应与患者休息同步，即明晚上早睡，我也提前到 8 点睡，她早上 9 点要睡，我也睡觉，等睡醒后再忙中饭。经过如此调整，体力与精力都有恢复。我与她都是退休老人，加之又是空巢老人，家务事情并不多，这样安排还是可行的。如果陪护者要工作，或是一个大家庭，家务任务繁重，就难以做到了。陪护 AD 患者的人没有自己的作息时间表，和患者同步休息是唯一的选择。

（十五）陪护者最大的心痛

AD 患者的陪护者最大的心痛不是累，而是患者对陪护的亲人不认识。

随着疾病进入中度,不认识亲人出现的频率增高,且历时变长和加重。患者会突然表现烦躁、吵闹,她不认识我是她的亲人,害怕和恐惧,要求我滚开,她要去找父母……此时,任何解释都是无用的,越解释只能引起她更大的反感和不信。如果在夜间,我会将房间内的灯都打开,引她观看墙上挂着的我俩的照片,或者我俩和儿子及包括孙子在内的我们全家五口人的照片,并逐一介绍照片上的人……看了这些照片,她慢慢有了记忆,一般半个小时后,她会笑对我说"你是文元……",并安静地偎依在我身旁重新入睡。每天不识我都要发作 2～3 次,一个你最亲的人说不认识你,内心的痛苦是刻骨铭心的,同时也体会到疾病的严重性。陪护者必须面对这种残酷的现实,不断安慰调整自我,尽最大努力做好陪护工作。

（十六）丧偶独居 AD 患者应住护理院

AD 患者一旦丧偶,就会陷入绝境,因为患者不能处理自己的一切,子女多忙于工作,无暇照护,常请护工全日照护。对于患者的治疗,常持消极态度,认为该病无特效药,加之药费较贵,多数患者没有得到及时治疗。子女因为工作和学习忙,更不能和患者亲情交谈,护工因为水平有限,只能做到生活护理,精神上的陪护肯定有差距。因为子女不在身旁,有位丧偶独居AD 老人的情况更是糟糕。她是某大学一位退休女教授,身患 AD,丧偶独居,女儿在国外,为她请了个全职护工照护,同时无人监督护工。她的邻居告诉我:患者在家吵闹不安、衣衫肮脏、大小便失禁,常逃到楼下向路人讨吃的……其惨相令人痛心。所以,我认为丧偶独居 AD 患者,最好是住护理院,那里有专业的照护人员,有相应的医生给予正确的治疗,远比在家中找护工照护好。

（十七）遵纪守法,歌颂抗疫

在新冠疫情期间,我们坚决按国家规定的要求做:尽量少出门,不聚集,外出戴口罩,勤洗手和消毒,勤通风,测体温,做核酸检测和注射疫苗,尽量避免和减少感染的风险。我个人还写了歌颂抗疫的小诗两首:

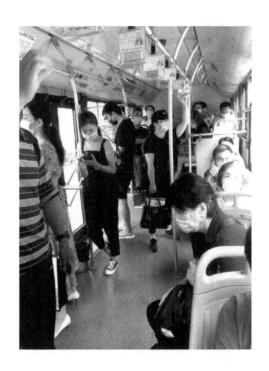

口罩花

我从未见过

蓝色、白色、灰色、黑色

如此五彩缤纷的花

我从未见过

从寒冬到酷暑

不退色不凋谢的花

我从未见过

会移动的花

从闹市到乡村

从云霄到海底

凡是有人的地方

就有它的倩影

我从未见过

十四亿朵花

男人女人老人小孩

每人脸上盛开一朵花

我看不清他的脸庞

他双眸显示刚毅目光

我看不全他的面貌

他豪迈步伐

定会到达胜利远方

我读破千册书找不到花名

啊！它是 2020 年春天诞生的一朵花

它就是口罩花

它就是中国抗疫精神花

赞采样白衣战士

暑夜广场上

聚集很多男女老幼

彼此隔一米排成数条龙

汗水湿透短衫短裤

脸上佩戴彩色口罩

有人摇着纸扇

有人握着微风电扇

天越来越黑

队伍越变越短

只有采样台上灯光通明

照得广场亮堂

照得千家万户心明眼亮

第三篇　阿尔茨海默病照护百问

一、一般知识

（一）为什么称阿尔茨海默病？

德国精神和神经病学家阿洛伊斯·阿尔茨海默（Alois Alzheimer）在 1906 年发现一例女性患者记忆力减退和定向障碍，死亡后解剖发现大脑有病变：畸形蛋白质团块和扭曲的纤维束，即我们称为的老年斑和缠结。周围神经细胞萎缩，这是一种特殊病理改变。

1910 年德国精神病学家埃米尔·克莱佩林（Emil Kraepelin）是阿尔茨海默的老师，提出这种损伤记忆和思维能力的慢性疾病是特殊类型的痴呆症，将其命名为阿尔茨海默病（Alzheimer's disease，AD）。精神和神经病学家阿尔茨海默 1915 年逝世。2001 年 9 月 21 日我国首次举办"世界阿尔茨海默病宣传日"。

（二）AD 病因有几种假说？

1. Aβ 级联假说

Aβ 是脑内淀粉样前体蛋白经 β 和 γ 分泌酶水解形成，是老人大脑中主要组成成分，具有神经毒性。AD 形成的关键是 Aβ 在大脑内的异常产生，其产生速率大于其正常清除速率，致使其在大脑内过度累积，Aβ 能够以极低浓度的寡聚体形式迅速引起突触功能的紊乱，因而 Aβ 寡聚体被认为在 AD 的病理发展过程中起到了至关重要的作用。

2. Tau 蛋白假说

Tau 蛋白是一种正常的、未折叠的、高度可溶的微管相关蛋白,常见于中枢和外周神经元胞质和神经突触中,它通过促进微管蛋白的组装和维持微管的稳定来调节神经元的功能,在神经元运输和突触结构的稳定方面起着至关重要的作用,其含量在临床上与 AD 的患病程度呈正相关,意味着 Aβ 和 Tau 蛋白在诱导神经元损伤、突触功能障碍和神经系统炎症上可能具有一定协同作用。

3. 胆碱能假说

AD 患者大脑皮层和海马中乙酰胆碱转移酶(ChAT)和乙酰胆碱酯酶(AchE)的活性显著降低,导致乙酰胆碱减少,造成了 AD 患者的认知功能障碍。乙酰胆碱和记忆功能密切相关。

4. 神经氧化应激假说

AD 患者大脑中氧化应激水平在脑和脑脊液显著增加,AD 患者海马和皮质区中脂质、蛋白质和核酸的过氧化产物升高与 Aβ 的含量呈正相关,AD 的发生能够诱发脑内的氧化应激反应,氧化应激反应同时又加速了 AD 的发展进程。

5. 微生物感染性假说

AD 患者脑组织样品较非 AD 脑组织样品抗微生物活性显著升高,而用 Aβ 抗体去除 Aβ 后的脑组织样品的抗微生物活性则显著降低,除此之外,Aβ 有类似抗菌肽的作用。流行病学显示,多种病原体与 AD 的发生密切相关。单纯疱疹病毒 1 型(HSV-1)感染 DNA 大部分存在于 Aβ 沉积形成的斑块中,HSV-1 的感染引起 Aβ 分泌量的增加。牙龈卟啉单胞菌可以进入脑内,促进 Aβ 的产生。除了病毒和细菌,研究者在 AD 患者的血清中发现了真菌大分子(多糖、蛋白质和 DNA),并且在脑组织切片中发现了真菌细胞和真菌物质,以上结果提示 Aβ 沉积可能是机体为应对微生物感染,将微生物感染局限化的一种生理反应,而该生理反应一旦失控,将导致 Aβ 大量沉积形成老年斑,从而引起免疫炎症,促进 AD 的生成。

6. 微生物-肠-脑轴假说

指肠道和大脑之间的双向通讯系统。肠道中的微生物菌群通过释放神经递质(如乙酰胆碱、GABA、多巴胺和 5-羟色胺)、短链脂肪酸和内毒素等代谢产物,作用于神经内分泌系统,中枢神经系统可通过影响神经递质的释放来影响肠道内环境,从而改变肠道微生物的组成和功能障碍,与正常人相比,AD患者肠道菌群的丰富度和多样性显著降低,而且其组成和结构也存在明显差异。

除了上述介绍的几种发病机制外,还有其他相关假说,如突触功能障碍、基因突变、免疫功能突变和胰岛素信号通路障碍等。不同的发病机制之间存在相互的作用,任何途径都不能独立地导致AD的发生。在今后的研究中,应该从整体观的角度入手,深入地探索AD不同发病机制之间的联系,为AD药物的研发提供更多的可能性。

(三)AD会遗传吗?

国外遗传研究学者发现AD家系中21号染色体和1号及14号染色体有变异,21号染色体变异可导致β-淀粉样蛋白产生,引起脑神经元损伤,但是发生率很低。另外发现19号染色体$ApoE_4$等位基因会增加患AD的风险。欧洲人携带$ApoE_4$基因比不携带的人患AD高3～4倍,且发病早于一般人。载脂蛋白E的功能是协助胆固醇转运,在脑内对神经原纤维缠结和老年斑形成起关键作用。欧美学者报告痴呆症(AD是其中之一,占80%)有10%的遗传性,但日本学者报告小于1%。说明人种中有基因多态性,尚须进一步研究。AD目前病因不明,肯定不是遗传性疾病。有AD家族史的人,可能患AD的概率高于无家族史的正常人。

(四)AD患者生存时间有多长?

AD患者生存时间国内网上报告平均5～7年:轻度3年,中度2年,重度1～2年。

加拿大Stern B认为生存时间为8～12年:轻度1～4年,中度2～10年,重度1～3年。

李广智认为AD确诊到死亡病程为3～7年:轻度3年,中度2年,重度1～2年。张冰报告存活期平均为10.3年。AD虽然病因不明,如果早期明确诊断,及时进行积极治疗和周到的照护,有些患者可以存活10年以上,甚至到20年。

（五）影响患者的预后因素是哪些？

AD 患者病期一般 8～12 年，平均 10.3 年。影响生存时间的因素很多，早期诊断和及时积极治疗很重要，我国 AD 患者去医院求诊的人仅占患病人数的 17％，而且多数是中度后期和重度患者，错过了最佳时机。多数患者为居家照护，由于陪护者数量和水平的限制，多数患者未能获得最佳照护。由于进口药物价格昂贵，照护成本逐年增加，家庭经济负担很大，还有一些人讳疾忌医，担心药物不良反应，不愿意治疗，使该病的治疗和照护不能惠及多数人，导致本病的进展较快，停留在 AD 前期及轻度时间缩短。患者症状出现的早迟和严重程度与疾病的预后相关，很快出现失认、失用和失语及视空间功能受损，即进入中度期；当出现幻觉、幻听、妄想等精神症状，肌张力增加或者降低，肢体不自主运动，表明脑额叶和锥体受损严重，提示该病进入重度。有学者认为有 $ApoE_4$ 基因的病死率较高。

（六）微量元素与 AD 发病有关系吗？

一般认为三种微量元素可能与 AD 发病相关。提得最多的是铝，认为它是一种神经毒素，会导致脑老年斑形成。最初加拿大医生报告 AD 脑组织中含有高浓度铝，结果不能被重复，后证实是脑标本曾长期放在铝盒中所致。水中含铝量高的地区，AD 发病率未增加，铝与 AD 相关性研究结果很多不一致，尚无定论。目前家中铝制餐具已完全被不锈钢代替。

铜离子是维持人体生理功能的必要元素，AD 患者脑内铜离子浓度低于对照组，脑内铜离子水平低下可以促使脑老年斑形成，因为铜可以使 β-淀粉样蛋白不聚集折叠形成老年斑。

有研究发现饮用水中含铝量高使 AD 发生风险增加，而较高的硅水平，可以使 AD 风险性降低。

总之，很多研究结果不一样，尚无定论，需进一步研究证实。

（七）单独照护独居患者会得抑郁症吗？

照护 AD 患者是一项长期艰辛的工作，无论在体力和精力上都消耗很大，如果是独自一人照护一个独居的患者更是难上加难。陪护者长期脱离社会，脱离群众，就会孤独寂寞。照护的患者智力下降，为了使患者听得懂能理解，语言要通俗易懂,用词要简单明白,自己无形中也变成一个幼童。

长期艰辛的陪护,常导致陪护者寂寞、孤独、焦虑、疲惫,有时会愧疚或愤怒。这样精神紧张、体力耗尽,会导致抑郁症。抑郁症在 60 岁以上人群发生率为 20％～50％。需要重视的是 65％～80％有自杀倾向。

陪护者应该警惕自己发生抑郁症,如有下列情况,应及时到精神科就诊(需除外 AD 病的早期表现或精神分裂症)。根据中国精神疾病分类方案与诊断标准,关于抑郁症的诊断标准如下(以心境低落为主最少持续 2 周,并至少有下述 4 项症状):

1. 对日常活动丧失兴趣,无愉快感。

2. 精力明显减退,无原因的持续疲乏感。

3. 精神运动性迟滞或激越。

4. 自我评价过低,或自责,或有内疚感,可达妄想程度。

5. 联想困难,或自觉思考能力显著下降。

6. 反复出现想死的念头,或有自杀行为。

7. 失眠,或早醒,或睡眠过多。

8. 食欲缺乏,或体重明显减轻。

9. 性欲明显减退。

(八) AD 和自由基有关吗?

自由基也称游离基,是指化合物共价键发生均裂而成不成对的原子或基团。在光、热、辐射等刺激下发生,它浓度低、活泼、短暂,能使核酸突变,过多活性氧自由基能破坏细胞和组织,导致 AD 和肿瘤的发生。正常机体不断产生大量自由基,同时被自身清除机制清除。一旦自由基产生和清除失去平衡,就会导致自由基堆积引起细胞的损伤,破坏细胞脂质、蛋白质和染色体中的核酸。脑组织具高糖代谢。神经元膜有高浓度不饱和脂肪酸,脑是体内氧负荷最大器官,对氧化应激反应和氧自由基损伤特别敏感,神经元受损后不能再生,最终导致脑记忆力和认知功能减退。

自由基能被维生素 A、维生素 C 和维生素 E 清除或被 GP(依赖于硒元素)或超氧化物歧化酶 SOD(依赖于锌、铜、铁、锰元素)清除。老年人清除自由基和修复自由基损伤的能力均下降,导致体内自由基过多,自由基引起细胞损伤,导致衰老和炎症、癌症、动脉损伤等。

(九) 如何减少体内自由基产生?

为了使体内自由基产生减少,要注意以下行为:

1. 不抽烟,少饮酒。吸一口烟会产生十万个以上自由基,二手烟和一手烟结果一样。

2. 减少煎、炒、炸烹调,少食煎、炒、炸食物,因这些食物中不饱和脂肪酸易氧化成自由基。

3. 避免农药污染。蔬果要选无农药残留的。降低农药残留的方法是将蔬果放入冰箱1～2天后再吃,或用淘米水浸泡。

4. 少吃高脂肪饮食。

5. 少吃加工食物。食物加工过程中会添入色素、防腐剂、添加剂和香精,食入后在体内会产生过多自由基。

6. 避免大气污染和电磁辐射。人类环境中有很多自由基,通过呼吸道可以吸入外界产生的自由基如汽车尾气、工业废气、炒菜油烟等。虽然自由基存活时间仅十秒,但已经可能被吸入人体。电磁辐射会在体内产生自由基,臭氧也会产生自由基。

7. 注意药物不良反应。有些药物会引起体内自由基增加。

(十) 有哪些食物能清除自由基?

1. 茶中含有茶多酚,它是一种抗氧化剂,能清除自由基。

2. 某些维生素如维生素 C、维生素 E 及黄酮类化合物和超氧化物歧化酶(SOD)能清除体内过多自由基。

4. 胡萝卜富含胡萝卜素,能清除自由基。

5. 菠菜含有 β-胡萝卜素和铁,能抗自由基,激活大脑功能,防治 AD。

6. 山楂含有黄酮类物质和维生素 C、胡萝卜素等,能减少自由基,有健脑防衰老作用。

7. 番茄具有很强的抗氧化能力,抗氧化活性是维生素 E 的 100 倍。番茄红素热稳定性高,是脂溶性类胡萝卜素的一种,烹炒有利于吸收。

8. 草莓含胡萝卜素和维生素 C,是抗氧化物。

9. 黑枸杞中有花青素,是强效抗氧化物质,可抗衰老和抑制炎症。

10. 黄豆含异黄酮,是一种抗氧化物,有防治 AD 的功效。

11. 燕麦含有蛋白质、钙、维生素 B_2 和维生素 B_1,它是五谷杂粮中唯一进抗氧化物榜的。

(十一) AD 的主要临床症状有哪些?

AD 的症状繁多,临床又分轻、中、重三期,初学的人很难记牢。国外学者将 AD 症状归纳为三类,用英文单词的第一个字母组成 ABC,即生活能力下降(ability)、行为精神症状(behave)和认知功能减退(cognition)。三类症状可以出现在轻、中、重三期,但认知功能减退主要见于轻中度期,行为精神症状主要见于中度期,生活能力下降见于轻中重各期。初次遇到患者时,先把患者的症状分别归纳到 ABC 三组中,再根据轻中重三度的标准,大致可以了解患者目前的状态,从而决定相应治疗和护理。

(十二) 治疗高血压对预防 AD 有效吗?

高血压患者由于大小动脉硬化闭塞导致脑白质缺血梗死,或引起脑局部缺血、缺氧促使脑白质损伤,脑白质损伤会引起认知功能障碍。高血压患者患 AD 的风险是常人的 2～4 倍。有脑血管性病变的 AD 比无血管性病变的 AD 临床症状要严重。血管病变严重时则为血管性痴呆。它与 AD 有时在临床互相鉴别有些困难,有时两者可并存。高血压患者长期有效的降压治疗,可以显著降低 AD 的发生率。欧洲学者报告认为用血管转换酶抑制剂、血管紧张素Ⅱ受体拮抗剂、利尿剂和钙通道阻滞剂除了有降血压作用外,同时能降低 AD 发病危险。

(十三) AD 与血管性痴呆有区别吗?

血管性痴呆占痴呆症总数的 10%～20%,它是脑梗死和出血,或心肌梗死引起脑缺血,或是大、小动脉病变或心脏血栓脱落引起。它与 AD 的临床症状仍有下列不同:

1. 血管性痴呆常有高血压、脑血管病史,AD 可以没有。

2. 血管性痴呆起病急,反复发作与脑血管病变有关,AD 起病隐匿。

3. 血管性痴呆早期症状明显,如头痛、眩晕、肢体麻木等,AD 无。

4. AD 认知功能全面减退,血管性痴呆则认知功能良好。

5. 精神症状方面,AD 情感障碍、人格改变和知觉异常多于血管性痴呆。

6. 神经系统局灶性症状和体征方面,血管性痴呆早期因病变部位不同而出现相应的症状和体征,如偏瘫、步行障碍等;AD 轻度和中度时无神经系统局灶性症状和体征。

7. 脑部 CT 或 MRI 影像不同。AD 脑沟变宽、脑室扩大,海马体或内侧颞叶萎缩;血管性痴呆是多发性脑梗死。

(十四)糖尿病和血脂异常易患 AD 吗?

2 型糖尿病患 AD 的风险增加 54%。脑组织在长期高血糖作用下会引起糖代谢紊乱,在脑灰质中产生 β-淀粉样蛋白沉积形成老年斑。用胰岛素治疗的糖尿病患者,AD 发生率是健康人的 4 倍。血脂异常和肥胖者也容易患 AD,上述两个因素都会导致脑内小动脉硬化和血管闭塞,引起脑梗死,或血流减少,促使 AD 的发生。研究者发现 AD 大脑和 2 型糖尿病患者胰腺中都有 β-淀粉样物质沉积。糖尿病合并 AD,用胰岛素治疗也能改善认知功能,因此,要积极治疗糖尿病,还要控制饮食中脂肪和胆固醇的摄入。

二、临床症状照护

(一)什么是 AD 的行为精神症状?

行为精神症状是 AD 综合征三大症状之一,其他两大症状分别是生活能力下降和认知功能减退。行为精神症状在 AD 患者中很常见,90% 的 AD 患者有一种或多种行为精神症状,它包括行为症状和精神症状两个部分,这些症状给陪护者带来了极大的体力和精力负担。同时这些症状越严重出现越早预示病变进展快、预后较差,说明行为精神症状与 AD 病理和生物学改变有一定关系。

行为症状包括喊叫、躯体和言语攻击、无目的徘徊、易激惹、随地大小便等。精神症状有妄想、幻觉、焦虑、抑郁等。一般认为行为精神症状是神经生物学(生化、病理)、心理学(如病前人格、对应激的反应)和社会因素(如环境改变及陪护者的特征)综合因素作用的结果。

妄想和幻觉是主要精神症状。妄想指患者坚信自己的错误理念,如无故怀疑自己的配偶不忠。幻觉是指在相应感觉器官没有得到刺激情况下出现了幻视和幻听,如看到或听到儿童时代朋友交谈。

2/3 的 AD 患者有妄想,它比幻觉发生率高,妄想和幻觉是 AD 常见症状,可以发生在轻中重各期。如果妄想症状显著,特别在 AD 重度时,常表明病变恶化速度更快。

(二)什么是 AD 的认知功能减退和生活能力下降?

认知功能减退包括记忆障碍、视空间障碍、抽象思维障碍、言语障碍、失认症、失用症和人格改变等七个方面。

生活能力下降:AD 患者由于记忆、判断、思维能力减退,处理日常能力显著下降,需要他人帮助、照顾,对他人的依赖性不断增加。最初表现为不能理财和购物,最后无能力完成非常熟悉的日常生活,如下厨、穿衣、吃饭、大小便等。逐渐严重到生活完全不能自理。

(三)如何防止患者打人?

AD 患者自尊心强,情绪不稳定,对外界的各种刺激极敏感,在患者的要求得不到满足或回答时就会暴躁、冲动而打人。我们小区一位 AD 患者在疫情期间要求出小区大门与门卫发生口角,就朝门卫脸上打了一拳。幸亏家属在场,未造成大的伤害。防止患者打人要注意以下几点:

1. 患者外出一定要有家属陪同。患者的病情不必隐瞒,使周围邻居知道,这样会得到他人的理解和关心,即使发生口角,常人会对患者的行为作出让步和妥协。

2. 居家环境要保持安静和整洁,避免拥挤嘈杂,将可能伤害他人和自己的物品全部搬走。

3. 对患者的要求,一定要及时回答,只要合理的要求都满足,做不到的也可用善意的谎言表示同意,患者当时的要求满足了,也就不闹了,过一会儿,此事患者也全忘掉了。

4. 陪护者与患者沟通要保持一定距离,平视患者,表示平等交流,态度和蔼,语言温和,聆听患者诉求。切忌和患者争论对错。

5. 如频繁发作,可告知医生,及时加服药物控制吵闹打人。

6. 患者打人劝阻不了,可寻求他人帮助,趁其不备,夺下打人的凶器,避免伤害其他人,在多人协作下用衣服或被子将患者包裹起来及时送医院治疗。

（四）如何防止患者自杀？

AD患者在中重度期间,由于病情加重,有些患者会厌世,感觉生不如死,对这种情况我们要注意下列几点:

1. 居家要装防盗窗,避免患者情绪波动时跳楼自杀。

2. 自杀欲望强烈时,要有专人24小时照护。在医院不可单人独居。

3. 将能伤害人的工具和物品保管好,如刀、剪、绳索和玻璃器皿等。

4. 有些治疗精神病的药物,如氯氮平和氟哌啶醇,患者忍受不了药物反应要求自杀,须及时更改治疗药物。

5. 多与患者交流,了解自杀的原因,多疏导,用热心温暖的关怀,使患者的情绪稳定,燃起生存的希望。

（五）频繁小便怎么办？

AD患者会频繁小便,因为他已记不得小过便了。中老年人易患的膀胱过度活动症也有类似症状。医生会根据尿常规检查是否正常,有无潴留尿作出诊断。因为该病要用抗乙酰胆碱药治疗,和AD治疗药要升高脑组织内乙酰胆碱相违,所以一般不能应用,AD患者频繁小便就会更明显。患者在忧郁、情绪激动时症状更显著,要分散患者注意力,积极参加各种活动,减少上厕所次数。不要批评患者说刚上过厕所,每到一处要了解厕所的位置,患者不能憋尿,否则常会失禁污染内裤。频繁小便后易引起外阴湿疹样皮炎,最好常用温水清洗。夜间患者熟睡,小便次数大大减少,可以维持5～8小时不上厕所,夜间临睡前尽量少饮茶和咖啡等饮料。

（六）不会大小便怎么办？

AD患者进入中重度期会出现如厕困难。在熟悉的家中突然找不到自己用了很多年的厕所,此时,照护人要陪患者到厕所,告诉患者坐在马桶上,有时甚至要照护人示范。马桶中的残留水有时会让患者不安。夜间,小夜灯的亮度对正常人可以,对AD患者最好开房灯,增加可见度,因为AD患者在夜间的判断能力更差。你的教导示范,患者不一定能记住,每次都需不厌其烦地帮助他。要仔细观察患者能否穿脱裤子,必要时及时提供精准帮助。在公共场合上厕所,尽量去无障碍厕所,陪护者也可同时进去,如果是男性陪护女患者如厕,遇到排队可选男厕所把门关上照顾患者大小便,遇到男士的质疑,陪护者可以解释,一般会得到谅解。相反,若让女患者单独去女厕所如厕,遇到困难不能及时得到帮助,对周围人的质疑又不能答复,会引起更大恐惧。

(七)患者有性要求怎么办?

AD患者的性要求不确定,有些患者表现为性欲减退或消失,但也有一些患者偶尔主动要求性生活。患者由于意识不清,无明确判断能力,是本能的生理需求。夫妻间有一方是AD患者,最好不要与患者发生性关系,因为性生活后可能会导致感染疾病等麻烦,患者对身体不适诉述不清,给疾病诊治带来困难。此时,可用言语、按摩等方法来满足患者的性需求。国外报道一些患者会丧失羞耻感或者不能自我克制,会以令人尴尬的方式来表达不当的性想法:在公共场所脱衣服、抚摸生殖器或者自慰,这都是患者大脑受损的表现形式。陪护者要同情与理解患者的表现,及时转移患者的注意力,并且表示出对患者最友好善良的亲近,让患者感到温暖。如果患者通过自慰能获得性满足,应该受到认可,陪护的夫妻一方千万不可有异议。

(八)白天黑夜颠倒怎么办?

保证黑夜充足睡眠很重要,可以提高机体免疫力。AD患者常白天睡眠,夜里起床活动,使陪护者不能休息。所以对患者白天要安排各种活动,如看书、游戏、户外活动,欣赏大自然美景等,使AD患者白天忙起来。中午休息一小时。有嗜睡反应的药物(如美金刚)放在午睡前服,安理申和褪黑素夜晚睡前服,晚餐不宜吃得太晚太饱,频繁胃肠蠕动会影响睡眠,睡前不喝咖啡和浓茶,也不要看过于刺激的图片和电影,让大脑充分休息。病情严重者睡前亦可短期服小剂量安定片帮助入睡。

(九)AD患者出现抑郁症怎么办?

抑郁症表现为情感持续性低落,伴思维迟钝、行为迟滞或激越,呈慢性经过,反复发作。抑郁症是常见的精神疾病,有心理和身体上的三个主要症状:情感抑郁、运动和言语缓慢、记忆力和思维能力下降。但没有认知功能障碍,即使有也是暂时的,经治疗会改善。失智症中常伴有抑郁症,抑郁症和失智症的鉴别常常有困难,有报告显示约半数抑郁症患者最后出现失智症。

AD 早期常有抑郁症状,表现为情绪低落、兴趣减少、食欲缺乏、失眠或早醒,或者自责内疚、自伤、自杀等。陪护者应做好下列工作:

1. 全面关心患者的生活起居,做到照护温馨体贴,让患者感到你是他的朋友,乐意告诉你内心感受。

2. 布置优雅舒适和安静的居室环境,配以风景图片和艳丽花草,让患者感到温馨。

3. 耐心倾听患者的诉求,患者不愿做的事不要勉强去做。

4. 鼓励患者多做力所能及的事,多与其他人一起做事,陪护者多鼓励表扬,建立和提高患者从事工作的信心。

5. 妥善安排睡眠、进餐。平时细心观察患者的情绪,对有自伤和自杀倾向者要及时预防。

(十) AD 患者有依赖行为怎么办?

AD 患者经常对陪护者有过分的依赖行为,常常陪护者到什么地方,患者紧随其后,见不到陪护者就会喊叫,直至见到陪护者才安静。陪护者坐在身旁做事,他就很安心。究其原因,其一是患者胆小害怕,其二是没有陪护者的帮助患者不会做任何事情。如果在护理院遇到这种行为,建议平时不要仅安排一人,可以多安排几个陪护者与患者熟悉,让他同样有安全感。另外,转移患者注意力,让患者参加各种娱乐活动,和其他患者之间加强交流,分散对陪护者的依赖。

(十一) 患者不愿去医院精神科看病怎么办?

AD 患者多数不承认自己有病,都是家属劝说或强迫去医院的。以后要反复去精神科检查的确有困难,所以初次去医院最好能进行各种检查,明确诊断,设定治疗方案很重要。因为 AD 是慢性进行性疾病,治疗药物不多,不良反应也不严重且常见。患者随诊的次数不频繁,如果家属对病情观察仔细,汇报病情详尽全面,现在还可以拍照片或视频供复诊主诊医师参考,患者即使不能到诊所复诊,多数情况还是可以被接受的。如需要做相关检查时,只能再劝患者去医院。

（十二）患者东西找不到怎么办？

AD 患者由于记忆障碍，常常记不住自己存放的东西，这些物品可以是贵重的，如首饰品、手表和手机，有些极为普通，如梳子和钢笔等。患者会把物品存贮或者藏起来，但是记不得存放的地方，要找的时候则表现得十分焦急。此时，千万别责怪患者，先替患者寻找一下"失物"，如果找不到可以先放一边，等以后发现了，一定叫患者亲自取出。平时贵重和不用的物品可以收藏起来，由家属或陪护者代为保管。患者常常把东西藏在枕头下、被子中和床头柜等处，陪护者要多观察患者喜欢藏物的地方。家中如果请钟点工，会常被患者误认为是钟点工偷的，家属要明白这一点，不要误会人。

此时陪护者应该做如下处理：

1. 安慰患者不要着急，物品肯定在家，无人偷走。

2. 不要责怪患者乱放、乱藏东西，不要责怪患者脑子笨、脑子呆，这样会伤害患者，诱发吵闹。

3. 患者患病后应把重要的物品，如首饰、手表、银行卡或手机等请家属保存。随身放置的东西尽量是简单和不重要的。

4. 要积极耐心地帮助患者找他要的物品，不可认为物品不重要，置之不理。平时要观察患者常藏物品的地方。找到物品也不要代替取，最好诱导患者自己去发现，让他感到快乐和有成就感。不要寄望患者下次不会发生。

5. 实在东西找不到，可以用备用的物品代替，并转移患者的注意力，去散步或者看电视等，患者可能已把要找的东西忘记了。等发现了藏起来的物品，再让患者自己去取，使他感到快乐愉悦。患者所藏的物品有时数月后才被家人发现。

（十三）患者刚吃过饭又要吃怎么办？

患者在饭后不久常说"我没有吃饭"，该症状在轻中重度期都可见到，原因与下列因素有关：首先患者记忆损伤，才吃过饭的事已全部忘记；其次可能是患者胃里食物排空了一些，产生了食欲，患者的食欲中枢受到损伤，不能正确判断。此时，陪护者应该这样做：

1. 不要和患者争辩他已吃过饭了，争辩只会引起吵闹，伤害患者自尊心。

2. 态度和善地答应患者的要求，立即提供食物。如果饭后不久，正餐时营养丰富,饭量吃得不少,此时可提供水果和点心,量不宜太多,越近第二次用餐时间,供应量越少,如两块饼干等,免得第二次正餐吃不进食物。

3. 要观察患者进餐时是否有多食、多饮和多尿症状,要除外合并糖尿病,必要时做空腹血糖检测。

(十四)患者随地吐痰、小便怎么办?

患者在轻度期会出现人格改变,会对正常人认为可耻的行为不以为然,如随地吐痰或者小便等,遇到这种情况,陪护者要做好下列几点:

1. 不要批评患者的行为,要态度和蔼地告诉患者这样不好,患者当时虽然点头认错,可是以后仍会照犯不误,因为他丧失了记忆。

2. 随身携带餐巾纸,将痰吐在纸内扔进垃圾桶。在家中若吐在地板上,要及时擦除,免得滑倒。

3. 去任何地方首先要了解公共厕所的位置和距离,患者要如厕不能像正常人能憋一下,如果时间一长,就会随地解决。陪护者应该千方百计地满足患者的需求。没有厕所的地方不要带患者去。

4. 如果是女患者,厕位又较少,排队人多,陪护者可向排队者请求谅解,或者去无障碍厕所大小便。陪护者可以全程陪同,甚至去男厕所,男陪护者站在门口,一般会得到谅解。

(十五)患者害怕、恐惧怎么办?

患者患病后十分胆小,害怕独处。有时症状很严重,往往和幻觉与妄想有关,例如认为家里面出现陌生人,并说他的坏话,或者有坏人来屋内抢劫、迫害……对 AD 患者的害怕恐惧应该注意下列几点:

1. 尽量不要让患者独处,最好有陪护者陪同,陪护者可以一边安抚患者,一边谈谈患者平时感兴趣的话题,转移注意力。如果陪护者不在,至少周围要保证有人,甚至是病人也好。最好是患者熟悉的人。

2. 细心耐心地了解患者恐惧的原因,如是否有妄想、幻觉和幻听。

3. 和善地解释这些幻觉与妄想是不存在的,把屋内房间灯开亮,带患者到各房间巡视,证明并无坏人的存在。

4. 患者恐惧时要同情关怀,不可嘲笑患者,更不可以对患者的害怕恐惧置若罔闻。

5. 病情不严重时,处理后会很快好转,但会经常发生。

（十六）AD 患者捡破烂怎么办？

AD 患者会将各种肮脏物捡回家，并视为宝物珍藏。日积月累，搞得居家很肮脏，臭味难闻，此时应作如下处理：

1. 尽量不要让患者单独外出，外出最好有人陪同，患者捡破烂时尽量劝阻，但不要强制和争吵。

2. 捡回的破烂可在患者不在时调包，并将破烂扔掉，患者不会察觉。

3. 患者回家一定要督促他用肥皂洗手，陪同外出者带消毒湿巾，为患者擦手，避免皮肤感染。

（十七）患者怀疑被偷怎么办？

患者怀疑物品被盗，常是本人放在什么地方，由于记忆力减退，忘记了这件事，加上有妄想，所以总是有被偷的感觉。可以作如下处理：

1. 留心观察患者喜欢放东西的地方，遇到东西被偷时，可以去他喜欢放东西的地方寻找，发现了患者藏的东西，最好让患者自己来取，他会有喜悦感，同时也是一种教育。决不可训斥患者，否则会引起更大反感。

2. 常被乱放的物品最好有备份，临时找不到可用备份物品代替，满足患者的要求。

3. 患者贵重物品最好交家属保管或者请护理院负责人临时收藏。

（十八）AD 患者易发疾病都有哪些？

老年人常见病是高血压、糖尿病、冠心病、高脂血症、恶性肿瘤、痛风、慢性支气管炎、肺源性心脏病和神经及精神疾病等。AD 多发于老年人，除了上述疾病外，下列系统疾病更是多发和常见。

1. 呼吸道感染

由于患者对冷热不敏感，不能及时添减衣物，加上机体免疫力下降，寒冷季节容易发生肺部感染。吞咽困难极易引发吸入性肺炎，加之不能及时发现和治疗，容易使感染加重，也是 AD 患者死亡的常见原因。

2. 骨折

由于患者肌萎缩、肌张力增高，平衡功能差，步态不稳常常跌倒，严重时会引起骨折，使患者长期卧床，导致压疮、血栓性疾病。这也是常见的死亡原因之一。

3. 泌尿系统感染

由于患者大小便失禁,如不及时清洗保持外阴清洁卫生,特别在女性患者,感染部位上移,引起膀胱和肾脏感染,最后引发急性肾衰竭。感染主要是细菌性感染,少数是真菌性感染。这也是该病常见的死亡原因之一。

4. 容易发生医源性损伤

由于老人组织器官脆性增加、萎缩,加之患者不能很好配合,在进行有创检查或治疗时易发生穿孔和出血。

这些并发病有下列特点:患病率高,临床症状由于机体反应性和敏感性降低,患者不能及时准确诉说病情,导致临床症状不典型,如无咳嗽的呼吸道感染和无症状的泌尿系统感染等。常是多种疾病并存,容易导致多种脏器功能衰竭,最后导致患者的死亡。

（十九）要警惕小病酿成重危病吗?

AD患者年老体弱,免疫功能低下,凡事叙述不清,小病时常被忽略。例如皮肤上生一个疖,不经治疗,很快增大成痈,甚至变成脓毒血症。受凉感冒咳嗽,如不及时治疗,继发细菌感染沿呼吸道下行造成肺炎,而且仅有轻微咳嗽,没有高热,常被医务人员忽略,这是患者第一大死亡原因。夏季一般出现腹泻,上吐下泻,身体很快脱水,导致电解质紊乱,虚脱而亡。因患者心肺肝肾等主要脏器功能平时就低下,一旦遇到应激状态,就可能很快导致衰竭而亡。总之,患者体弱如纸船,不大的风浪即可翻船。陪护者照顾患者如履薄冰,如踩虎尾,风险比照顾一般疾病的护士任务更重大。需要更细心更耐心,发现情况及时报告医生。

（二十）AD的妄想症状有哪些,如何处理?

行为精神症状(BPSD)是AD综合征三大症状之一。其他两大症状分别是生活能力下降和认知功能减退。行为精神症状在AD患者中很常见,90%的AD患者有一种或多种BPSD症状,它包括行为症状和精神症状两个部分,精神症状有妄想、幻觉、焦虑、抑郁等。妄想指患者坚信自己的错误理念。

1. 妄想的7种类型

（1）疑病妄想:坚信身患重病,不信解释。

（2）关系妄想:怀疑周围的一切都针对自己。

（3）被窃妄想：怀疑被人偷了东西。

（4）被害妄想：感到被人监视、跟踪。

（5）嫉妒妄想：怀疑爱人不忠。

（6）自罪妄想：将过去缺点看成重大罪行。

（7）夸大妄想：自认为是有钱有地位的名人。

2. 处理方法

（1）陪护者要重视这些 AD 临床症状，防止自杀、出走、攻击等极端行为。

（2）不要和患者争论事情的真实性，对患者的诉求要及时反应，表示理解、同情和尊重患者，给予精神安慰。

（3）尽量将患者的注意力转移到其他话题或活动上，如散步、听音乐、做游戏等。

（二十一）如何照护有幻觉的 AD 患者？

AD 患者进入中度期会出现幻觉，它是行为精神症状中仅次于妄想的第二常见症状。幻觉是出现了不真实的感觉，有幻视、幻听、幻嗅和幻味，其中以幻视和幻听比较常见。例如见到了逝世的老同学，听到老同事在谈话，或者嗅到各种异味，实际上这些均不存在，而患者坚信不疑。这些幻觉影响患者的情绪，有时还会支配患者的行为，发生自伤、自杀和伤人行为。

陪护者处理方法：

1. 陪护者要耐心聆听患者的叙述，表示理解，给予安慰，取得患者的信任。

2. 患者诉说的不真实的事，不用解释，绝不可以与患者争辩。

3. 根据幻觉的内容可以用事实来证实患者说的事实际不存在。如到另一个房间，老同学不存在；打开大门，门外无老同事在说话……用事实说话，比解释更有效。

4. 仔细听患者诉说内容，找出相关诱因，如果阴天光线不佳，打开房间电灯，让光线通明，或将窗帘布拉上，不让患者看到窗外摇摆的树枝，减少幻视的发生频率。

5. 鼓励患者参加室内外娱乐活动。

（二十二）患者夜间不想睡怎么办？

AD 患者多伴有睡眠节律紊乱颠倒，白天呼呼大睡，夜间不想睡觉，或半夜醒来要与人交流,甚至到处乱跑,影响其他人休息。

陪护者对夜间不睡觉的患者应注意做到下列几点:

1. 对这类白天想睡觉夜间不想睡的患者,除了半小时到一小时午睡外,限制白天睡觉。

2. 白天多安排一些活动,如身体健康允许多一些户外活动,如散步、跳舞、打太极拳或做操等。

3. 夜晚睡觉不宜过早。睡前不观看刺激性大的文娱节目,不饮咖啡和浓茶,防止影响患者入睡。

4. 创造一个安静优雅的睡眠环境,灯光柔和,温度适宜。被褥清洁舒适,便于入梦。最好每天定时睡眠。卫生间安放光感性小夜灯。

5. 把治 AD 的药(如安理申)放在睡前服用,它有镇静抑制作用。亦可服用对睡眠有益、不良反应很小的药物,如褪黑素,每晚 2.5～5 mg,或者谷维素每晚 10 mg。

6. 有严重失眠习惯者,可请医生诊治,给予小剂量安眠镇静药如安定,帮助入睡。

(二十三) 什么是患者的回忆疗法?

回忆疗法是一种情感治疗。在 AD 轻度时,认知功能尚未完全消失,用回忆疗法可以延缓认知功能的衰退,增强患者的记忆。患者职业不同,在过去数十年中,在不同职业岗位上都有十分丰富的人生经历,谈过去、谈成就、谈体会……这些都是长期存贮在脑中的记忆,不用组织,不用修饰,就会轻易脱口而出。患者也会乐意与他人分享自己工作和劳动的成就,从而感到无限愉悦和自豪,减少抑郁的发生。具体的做法要注意下列几点:

1. 为了让回忆疗法做得有声有色,建议先委托患者家属收集和整理好患者的素材,如毕业证书、职称证书、各种获奖证书、成果奖证书等一切让患者感到荣耀的证书和材料。如有相关的图片、文章和图书等都可以收集起来,让患者看到这些材料,他会触景生情,比跟他叙述更生动,他会更投入。这些材料可以保管在橱内,反复使用。

2. 回忆疗法每次半小时左右,每天可重复 1～2 次,不要让患者疲劳。因为患者记不得,回忆疗法每天重复,不会感到厌烦,相反,每天都有快乐时光。

3. 患者在叙述往事时,肯定会出现辞不达意、前后衔接零乱,甚至有时候听者不知其意,此时不要打断他的讲话。患者有认知障碍,调取保存的远期记忆,肯定不如常人。我们希望通过对脑中远记忆反复回忆,增强患者的记忆功能,另外,通过患者的自叙,增强患者语言表达能力。

4. 回忆疗法可以对一个患者,也可以对一组患者,前者资料要有针对性,后者则利用报纸、纪录片等能引起患者共鸣的老旧素材,诱导患者怀旧,谈自身经历和感受。

三、治疗与管理

（一）AD 治疗有特效药吗?

因为至今 AD 病因不明,当前广泛应用的药物治疗,仅能减轻部分症状,缓解疾病的进展。疗效较好的仅有两大类药物:一是胆碱酯酶抑制剂,如多奈哌齐(安理申),它能使脑组织中乙酰胆碱浓度升高。老年人脑内乙酰胆碱比青年人下降 30%,AD 患者比正常人下降达 70%～80%。保持脑组织乙酰胆碱含量,可激活病变脑细胞的神经传导功能和信息传递速度,增强脑记忆能力。AD 患者脑内胆碱能神经元有 70%～80% 变性死亡。乙酰胆碱量显著减少,使记忆和学习能力下降。二是谷氨酸受体调控剂,如美金刚。谷氨酸是中枢神经系统中与记忆有关的兴奋性递质,谷氨酸神经递质通过兴奋谷氨酸受体发挥作用,谷氨酸受体中,N-甲基-D-天冬氨酸(NMDA)受体与学习和记忆关系密切。AD 患者脑皮质中 NMDA 明显减少达 60% 以上。谷氨酸受体调控剂(美金刚)阻断突触间谷氨酸水平升高引起的 NMDA 受体病理活性,导致神经元传递障碍。当谷氨酸释放过少时,它不阻断谷氨酸生理水平下的神经元功能传递,有改善记忆的作用。谷氨酸受体调控剂能防止由于体内微环境变化而导致的神经元损伤和死亡。

美金刚(易倍申)适应于中、重度 AD 患者。特别在控制 AD 导致的精神症状有显著效果,能减缓 AD 症状的进展,改善患者生活质量,减轻照护人员的负担。在 AD 中重度期可与安理申联合应用,效果更好。

上述两药联合应用有下列优点:首先两个药是两种不同的神经递质,是两个渠道,通过两种神经通路起作用,增强残留神经元的功能,改善患者临床症状。其次两者并用，各自药量可以适当减少，降低了长期服药的不良反应。两类药物因为有一定疗效，不良反应较少较轻，多数患者都一直在使用。目前上述两种药均有国产药片，价格也很便宜，这是广大患者的福音。其他药物有的未在国内上市，或没有广泛应用，缺少确切疗效，或者价格偏高，都未形成影响。

（二）服胆碱酯酶抑制剂要注意什么？

多奈哌齐（安理申）是常用的胆碱酯酶抑制剂，它能使组织中乙酰胆碱浓度升高。极常见的不良反应是大于 10% 的患者有恶心、腹泻、头痛，剂量增大时明显。常见不良反应有厌食、失眠、眩晕、多梦、肌肉痉挛等，少见不良反应有心动过缓、胃肠道出血等。服药初期如能适应，胃肠道反应可逐渐减轻或消失，如反应明显，可将药物减量或停服。亦可试用其他胆碱酯酶抑制剂，目前常用的有下列三种：

1. 加兰他敏：对轻、中度 AD 患者的认知功能、生活能力及神经和精神症状的改善均显效。每天服 2 次，每次 4～12 mg。该药国内未上市。

2. 石杉碱甲：是我国学者从植物中提取的生物碱，能增强记忆力。每天 2 次，每次 0.1～0.2 mg。对 AD 亦有一定疗效。国内应用较多的是双益平。

3. 卡巴拉汀：对轻、中度 AD 有效。患者有下列病情应慎用：患有病窦综合征、心脏传导阻滞或有精神紊乱症状者。

（三）谷氨酸受体调控剂能治疗 AD 吗？

谷氨酸是中枢神经系统中与记忆有关的兴奋性递质，主要分布在海马、大脑皮质、小脑和纹状体。谷氨酸神经递质通过兴奋谷氨酸受体发挥作用，谷氨酸受体中，N-甲基-D-天冬氨酸（NMDA）受体与学习和记忆关系密切。AD 患者脑皮质中 NMDA 明显减少达 60% 以上。谷氨酸受体调控剂（美金刚）阻断突触间谷氨酸水平升高引起的 NMDA 受体病理活性，导致神经元传递障碍。当谷氨酸释放过少时，它不阻断谷氨酸生理水平下的神经元功能传递，有改善记忆的作用。谷氨酸受体调控剂能防止由于体内微环境变化而导致的神经元损伤和死亡。

美金刚（易倍申）是一种中度亲和性、非竞争性的 NMDA 受体调控剂，口服吸收好，能通过血脑屏障，半衰期为 60～100 小时，主要从肾脏排出，药物间相互作用小，适应于中、重度 AD 患者。特别在控制 AD 导致的精神症状有显著效果，能减缓 AD 症状的进展，改善患者生活质量，减轻照护人员的负担。但亦有无效的报道。在 AD 中、重度期可与安理申联合应用，效果更好。

用法：开始每天 2 次，每次 5 mg；2~4 周后，每天 2 次，每次 10 mg。根据个体情况，用量可以适当减少。不良反应有头晕、头痛、疲劳、焦虑、呕吐、幻觉和妄想等，若反应明显需减药量或停药。

（四）AD 能治愈吗？

AD 是我国目前第四致死疾病，照护工作既艰巨又繁重。因为 AD 病因至今没有确定，所以也无特效治愈药物。目前治疗药物仅能减轻部分症状，延缓疾病的进展。有些文章提到"可治愈型痴呆症"，实际上不是真正的 AD。

"可治愈型痴呆症"有下列情况：

1. 正常压力脑积水引起记忆障碍、姿势步态异常和大小便失禁。插入导管将过多脑积液排出，健忘症状会好转。

2. 慢性硬膜下血肿后患者出现记忆障碍。手术取出血肿，遗忘症状会有改善。

3. 脑肿瘤。会同时伴有健忘的症状。切除良性肿瘤，症状会获得改善。

4. 甲状腺功能减退症。表现为健忘或意志消沉。补充甲状腺激素，症状会好转。

5. 酒精中毒。饮酒过度会造成中枢神经损伤。禁止饮酒后症状会改善。

6. 老年抑郁症。该病很多症状和阿尔茨海默病相同，有时两者很难区别。但该病健忘程度不像 AD 那么严重，体格检查没有记忆力减退，核磁共振图像上未见脑萎缩改变。

（五）AD 患者有时会用哪些中枢神经系统药？

AD 患者在中度和重度期会出现精神症状，一般认为症状不严重，通过合理的照护症状会缓解。鉴于精神科药物的不良反应比较多和严重，所以多数学者不主张常规推荐应用。但有些患者症状严重，影响到陪护者和护理院其他患者的休息，也会短期小剂量应用精神科药物，并严密观察，陪护者应该对这类药有初步了解。

1. 抗精神病药

（1）利培酮：新一代强抗精神病药，对偏执型和紧张型疗效优，是选择性单胺能拮抗剂。常见不良反应有失眠、焦虑、头痛和激越等。

（2）奥氮平：是广谱抗精神病药，多用于精神病的兴奋躁动状态，有选择性阻断多巴胺受体和交感神经阻滞作用，使肌肉松弛。自主神经系统不良反应多，如多汗、嗜睡、流涎和恶心等。

2. 抗抑郁药

（1）氟西汀：治疗各型抑郁症，是新型选择性 5-羟色胺（5-HT）摄取抑制剂。不良反应有恶心、失眠、头痛，大剂量时会引起癫痫。

（2）帕罗西汀：治疗抑郁症，主要用于焦虑和强迫症，是 5-HT 强选择性抑制剂。不良反应有恶心、嗜睡、出汗和震颤。

（3）西酞普兰：治疗抑郁性精神障碍，是选择性 5-HT 摄取抑制剂。不良反应较少，有恶心、出汗多、流涎减少、头痛等反应。

（4）曲唑酮：适用于各类抑郁症和烦躁不安、自罪妄想和自杀意念者，可选择性阻断 5-HT 再摄取。常见不良反应为嗜睡、口干、便秘、视力模糊等。

3. 抗焦虑药

（1）劳拉西泮：用于治疗严重焦虑症和失眠症，能改善患者紧张、焦虑和恐惧症，还有镇静催眠作用和中枢肌松作用，可缓解肌肉僵直和挛缩。不良反应有嗜睡、乏力、肌张力低易摔倒等，长期用有依赖性。

（2）丁螺环酮：抗焦虑药，可用于一般的焦虑状态，但重型无效。常见不良反应是胃肠道不适、头晕、头痛等。

（六）有影响脑代谢功能的药吗？

教科书有介绍一些药物，它们对脑代谢功能有影响，如吡拉西坦具有激活和修复脑细胞功能，改善脑缺氧，常用于 AD 治疗。茴拉西坦能促进海马乙酰胆碱释放，恢复记忆功能，可用于 AD 的辅助治疗。吡硫醇能改善 AD 记忆，它是维生素 B_6 衍生物，能改善脑代谢功能。银杏叶制剂能增加脑血流，改善脑血液循环，增强脑细胞功能。

（七）AD 患者吃什么水果蔬菜好？

已知抗氧化剂可以降低患 AD 的风险，可以减轻临床症状，缓解疾病的进展。抗氧化剂如维生素 C 和维生素 E、β-胡萝卜素、维生素 B$_{12}$ 和叶酸。含抗氧化剂比较多的水果有香蕉、梨、葡萄(白色、紫色)、荔枝、石榴、越橘、蓝莓、猕猴桃、杏、李子等。

含抗氧化剂的蔬菜,特点是颜色越深,抗氧化力越强,如菠菜、西红柿、白菜、西蓝花、芦笋、黄瓜、青椒。橙色抗氧化剂有胡萝卜、南瓜、红薯等。

(八) 如何陪 AD 患者看病?

AD 患者患其他疾病时需要到医院诊治,陪护者应该做到下列几点:

1. 根据患者的病情,先网上选择医院、科室和专家,为患者预先挂号,免得等待或者浪费时间。

2. 要把患者的病情仔细观察清楚,如果是腹泻,要了解每日大便几次、是稀便还是成形便、有无脓血、是否伴腹痛或呕吐等。医生看病时病人多,与患者沟通交流有困难,患者的回答常是答非所问或不切题,事先准备非常重要。

3. 看病时低声告知接诊医生患者是 AD 患者,让医生在检查时态度和蔼,更细心耐心,语速放慢,用词简明,尽量让患者明白。

4. 陪护者带笔随时记录下医生的诊治意见,回护理院转告相关的医护人员,必要时记录在病程录中。

5. 最好通知家属派一人同往医院,特别是大病或重病时,有家属在场可以及时解决一些问题。

(九) 如何陪 AD 患者去商场购物?

AD 患者一般缺少主动购物的欲望,陪护者要细心观察患者衣食的需求:喜欢吃什么东西? 哪些衣服、生活用品需要买新的? 在脑海中要有一个清单,陪患者购买时要注意下列几点:

1. 患者患 AD 后对事物的喜厌有了改变,原本一直穿的衣服式样和颜色现在可能不喜欢,对某些物品的式样和颜色却情有独钟,所以买物品时一定要患者认可和喜欢,否则买了也是浪费。千万不要按陪护者的观点去选择,认为自己会说服患者。

2. 让患者在现场试穿,式样、颜色和大小都感到满意为止。成功的选购会使患者乐意穿戴。

3. 患者喜欢吃的食品可以多买一点,没有吃过的食品尽量少买些试试,一定要注意看保质期。

4. 买贵重物品一定要亲属到场,是否必需要由家属决定。

(十) 要陪患者看电影吗?

不要。理由如下:

1. 患者在黑暗环境里会害怕,甚至会诱发情绪失控而吵闹。

2. 患者不能欣赏和接受那些逼真和恐怖的画面,会恐惧害怕。

3. 患者不能忍受奇怪的声音和巨大的声响。

4. 让一个不能理解内容的患者静坐 2～3 小时,无疑是折磨。

(十一) 要陪患者去旅游吗?

不建议去旅游,病情中度时即使短途或近郊游也不宜去,理由如下:

1. 患者对风景、古迹等的欣赏能力大幅度下降,没有欣赏的乐趣。

2. 患者所看到的一切,即使当时有些激动,转身就忘记,留不住任何美好的回忆。

3. 旅途中旅馆、饭店等环境每日都会变化,患者很不习惯,患者会找不到熟悉的厕所、餐厅……会感到恐惧与不安。

4. 旅游的辛苦与劳累是平时生活的数倍,对患者是难以接受的。

所以认为带患者旅游可以改善患者的心情,缓解疾病的进展等,是徒劳无益之举。不如在居家附近,让患者接触到他喜欢的人和物,如小孩和动物等,这些在常人无足轻重的事,对于患者则是有最大的乐趣。

(十二) 可以陪患者去餐馆吃饭吗?

如果患者有食欲并能自主吃饭,病情也许可,不是中重度晚期患者,到餐馆就餐可以改善伙食,吃到平时喜欢又吃不到的食物,接触到熙熙攘攘的吃饭人,这些都对患者的病情有益,但要注意下列几点:

1. 挑选他喜欢吃的食物。

2. 不要吃鱼和带刺的食物。不要吃操作复杂的食品如螃蟹,平时不喜欢辛辣的不要选含辣的食物。不要选会引哽噎的食品如汤圆等。

3. 患者吃过饭常会忘了,陪护者要防止患者吃得过饱。

4. 喝汤时不宜过烫过快,切忌谈闹,避免呛入气管。

（十三）什么是感官刺激疗法？

AD 患者视觉、听觉、嗅觉、触觉和味觉的功能仍存在，刺激这些感官，可以兴奋患者神经系统，改善生活质量。事实证明，虽然 AD 患者记忆能力下降，但对音乐的记忆基本保持良好。所以我们要选择患者喜爱听的老歌曲播放，激发患者对当年生活的回忆。通过聆听和演唱，激活患者语言功能，改善心情，刺激和增强长、短期记忆，缓解抑郁，改善精神状态。音乐疗法可使脑皮质功能改善。同样也可以选择动物世界或儿童节目让患者观看，让患者视觉和听觉都受到刺激，效果更好，陪护者最好陪同观看，患者由于智力低下，有些不能完全理解，需要陪护者及时作解释。

散步、慢跑和打太极拳等体育活动，是一种有氧运动，可以使全身肌肉和关节得到运动，强度和时间要适量。舞蹈是音乐与身体活动最佳结合，但要根据患者情况量力而行。其他刺激疗法有按摩、芳香气味、美食等均可刺激不同感觉器官，让患者愉悦。

（十四）患者可以用抗精神病药物治疗吗？

陪护者在照护 AD 患者过程中，患者有时会出现幻觉、妄想、躁动、吵闹和焦虑不安，使陪护者工作筋疲力尽，很希望医生能给患者服抗精神病药物，使患者安定下来，便于照护。多数情况医生是不主张常规用抗精神病药物的，即使应用也要慎重，并严密观察，必要时及时停药。理由如下：

1. 患者有时会出现精神症状，如幻觉和躁动等，与精神病患者比较出现率不高，症状也比较轻，历时不持续，所以医生主张用非药物治疗方法让患者的症状缓解。

2. 抗精神病药物如奥氮平和利培酮等，不良反应多，有些还较严重，它与许多药物同时内服有相互作用，老年患者常合并多种疾病，用药种类多，所以用药需在医生指导下严密观察，及时调整剂量和停药。原则上小剂量开始，增量要慢，选最小有效量。

3. 国外报告仅有少数患者在精神症状严重时短期采用，协助控制病情的发作。医生将根据患者精神症状选用相应的药物和适当剂量短期服用。

（十五）要观察治疗药与其他药物的互相作用吗？

AD患者目前应用最多的药物是盐酸多奈哌齐（安理申）和美金刚。患者会同时患其他疾病，需要同时服多种药物，有些药会增加治疗AD药物的浓度或者有协同作用，相反有些药物会降低该药的浓度和减弱其效果，患者家属给患者加服的任何药物都需要告知主治医生，审核是否可以用，以后列入医嘱中。内服安理申时再应用下列药物要细心观察：抗胆碱能药物会减弱安理申的药效；酮康唑是一种抗真菌药，能抑制多奈哌齐的代谢，使该药浓度增加30%；利福平、卡马西平和酒精也能降低该药浓度。美金刚与左旋多巴和抗胆碱药物能增强药物的作用，与巴比妥类药合用会减弱美金刚的效果。有些药还会引起系统不良反应，陪护者应该观察仔细，及时告知主治医师，切不可不闻不问。

（十六）可以提高患者记忆力吗？

患者海马和脑皮质受损，记忆力大大降低，特别是近记忆，刚做的事和说过的话，转身就记不得。但大多数患者大部分远期记忆仍能保持，抽象的远记忆（如算术公式、外语等）不如形象具体的日常生活中的事情记忆清楚。患AD的老人，可能阅历丰富，在各条战线上做出了不少成绩，获得了很多奖励和表彰，这些事情患者印象深刻，记忆犹新。同样，家庭生活和学习经历，也都精彩纷呈。陪护者应该熟悉每位患者的过去，建议让患者家属将患者过去的工作、学习和家庭生活的资料和图片收集整理编成几册，放在病房内供患者翻阅，陪护者最好和患者一起阅读，听患者讲述以往的故事，此时患者往往心情愉悦，说话有声有色，滔滔不绝，能说很长时间。这样大大提高了患者说话能力和表达能力。让患者反复回忆往事，就是从脑中反复提取和存储的过程，这样会显著缓解遗忘的速度，使脑中记忆的事消失得慢些。同时，在回忆过程中，患者的自尊心和自豪感也得到满足。

可以做些游戏增强近期记忆，如在桌上放碗、筷、水果和手机等，看后收藏起来，问患者刚才看到什么。物品从少逐渐增多，观看的时间从长变短，提高患者近记忆能力，游戏时间不宜太长，可以每天重复。

（十七）可以多吃坚果吗？

坚果有核桃、花生、板栗、松仁、葵花子、开心果、瓜子等。坚果中含有36.0％的蛋白质,58.8％的脂肪(且多为不饱和脂肪),碳水化合物占72.6％。因为脑细胞是60％不饱和脂肪酸和35％的蛋白质组成,坚果中的优质蛋白质、十余种脑必需氨基酸、丰富的维生素(B族维生素和维生素E)以及矿物元素(磷、钙、铁、锌等),都是脑细胞的营养成分。坚果有补脑益智作用,葵花子还有强清除自由基能力。

因为坚果含较多脂肪,老年人吃的量要适当限制,高血脂者更要限量。最好在上午吃,或在正餐前2小时吃。如果选择花生,要询问有无过敏性体质,部分人对花生过敏,少数人甚至会发生过敏性休克。AD患者吃坚果时要注意下列几点:

1. 检查牙齿是否缺失严重。

2. 患者吞咽功能是否良好。

3. 如果缺牙多,吞咽有困难,将坚果粉碎调成糊剂管吸,亦可煮成粥吃。

4. 中重度患者吃坚果时陪护者要在场照顾,以防不测。

（十八）患者补充维生素有好处吗？

维生素是人体新陈代谢和保持正常功能所必需的,它一般从食物中获取,分为脂溶性维生素和水溶性维生素,前者如维生素A,可在体内堆积,后者如维生素C,不能在体内保存。维生素C、维生素E、β-胡萝卜素等,还有矿物质硒、镁等,是体内一些酶的成分,酶能破坏自由基。这种抗氧化剂能保护人体组织、细胞的蛋白质和DNA免受自由基损伤,自由基会导致机体衰老和记忆力减退以及癌症和心脏病等发生。目前已知维生素C、维生素E、β-胡萝素是抗氧化物质。此外,谷胱甘肽、辅酶和类黄酮等也是强抗氧化物。

植物叶的颜色由500种类胡萝卜素决定,仅β-胡萝卜素和α-胡萝卜素、番茄红素等研究较多。类胡萝卜素能转化成维生素A,是强抗氧化剂,能减少记忆减退。维生素C和脑神经细胞间几种化学介质形成有关。正常人每日维生素摄取$200\sim300$ mg即可,过量会转化成自由基,反而有害。维生素E在食物中含量不足,必须另外补充。B族维生素有8种,是很多酶的成分,同时参与碳水化合物和脂肪的代谢。其中维生素B_6、维生素B_{12}和叶酸比较重要。

维生素 B_6 能将色氨酸转化为 5-羟色胺, 5-羟色胺是脑神经的化学介质。严重维生素 B_{12} 缺乏, 除引起贫血外, 还会发生记忆力减退和痴呆症。维生素 B_{12} 和叶酸能提高认知功能。

上述各种维生素分布在植物、水果、谷物和动物组织中, 对一个正常饮食的人可能不会引起维生素缺乏症, 而对老年 AD 患者补充一定量维生素是必需的。可服用复合维生素片剂, 如金施尔康或善存银片, 片中含有维生素 A (β-胡萝卜素)、B 族维生素、维生素 C、维生素 D、维生素 E、烟酰胺、叶酸、泛酸和生物素, 还有钙、铁、磷、碘、镁、锌、硒、铜、镁、钾等, 它们提供人体必要的剂量, 所以每日口服一片, 非常简便。另外, 饮食中很难得到叶酸、维生素 B_6、维生素 B_{12}、维生素 D 和维生素 E。服用多种维生素和多种矿物质补剂可以解决患者体内各种维生素和矿物质的缺失。

（十九）如何减轻陪护者的负担?

陪护者长期照顾 AD 患者, 会身心俱疲, 这种精神上、心理上的压力和慢性体力消耗, 会对陪护者的免疫系统产生不良影响, 极容易诱发抑郁症和其他系统疾病。所以一般不主张家庭成员, 特别是一个人全包下来。在照护中可以采取下列措施, 减轻陪护者的负担:

1. 陪护者要认真全面地学习 AD 的相关知识, 特别是关于疾病的护理知识和技巧, 使自己在照护工作中得心应手, 用最小付出取得较好的成绩。

2. 积极加入患者家属微信群、网络上的 AD 学会组织, 可以获得有益的照护经验和体会, 交流彼此照护心得, 也会获得有用的照护资料。

3. 患者如果在病区可以组织起来做一些有益的集体活动, 彼此帮助协作, 陪护者可以在旁指导。

4. 在家照护的家属和个人, 也要积极寻求社区和护理院的帮助, 必要时将患者短时间送社区日间照料机构或护理院照护, 使自己获得短暂的喘息机会。

（二十）如何克服和患者交流困难?

陪护者和患者言语交流沟通会发生困难, 你说的话患者听不懂, 你问的问题患者答非所问。由于患者智力下降, 许多词汇想不出来, 即使理解你的话也不能回答, 宛如三岁幼儿。你不应把患者当成患一般疾病的成人, 你应当调整讲话方式,用对幼儿讲话的方式和患者沟通,需要用简单通俗的语言,采用普通词汇,语速要慢,让患者有理解你讲话的时间,必要时借助手势。尽量避免用提问式语句,例如"你想何时吃饭?""你想到超市买东西吗?"如果患者不明白你讲的意思,你不必反复重复同样的话,要换一些用语,直到患者能听懂,这样才能回答你的话。你可能不习惯这样的讲话方式,因为回到与常人谈话时要切换到平时的讲话模式,但不这样做你与患者交流沟通会极其困难。

在和有暴力倾向的患者谈话时最好保持一米以上的距离,保证自身的安全。

(二十一)如何满足患者的需求?

患者在中度和重度时期,每天会提出很多要求,例如:我要吃饭,我要去上班,我要去读中学和大学,我要出去玩……这些要求有些可以做到,大多数是不可能做到的。人老退休了,不可能去上班,中学和大学毕业了,不可能去读书,可是这些旧事在患者的长期记忆中印象深刻,经常想重返年轻时的紧张快乐生活。对于患者的要求,陪护者需要及时倾听,千万不可认为滑稽可笑,不值一提。这样患者认为不受尊重,会诱发情绪激动,大吵大闹。天气晴朗,不冷不热,可以陪患者散步,他会心情愉悦。父母逝世、学业完成和工作已经退休,这些患者的要求均不能实现,如告诉实情会诱发患者吵闹,最好的方法是答应患者的要求,但是不能立即去做,例如告知父母住处目前没有自来水,要到井边挑水(青少年时期在家确实如此),等待老家有水时,立即回家见父母。患者信以为真,期待父母电话通知回家。患者的要求得到了回答,虽然没有实现,也能满足。很快患者就忘记了自己的要求,一两天后又会再问同一个问题,用同样善意的谎言,让患者感到满足,可避免一场吵闹。对患者的要求一定要立即回答,全部答应去做,可能没法完成,不能实现的要求用善意的谎言去安慰患者。

(二十二)要推广 AD 护理院吗?

我国目前 AD 患者有 1 000 万人,患病人数居世界第一,随着社会老龄化,到 2050 年会增加到 4 000 万人。目前我国在推广居家养老模式,一个 AD 患者一般要 3 个人照护,多数是患者的家人,有些是外聘的护工。照护的亲人，可能是退休老伴，不少是工作的子女，他们不得不投身到照护行列中，大大影响了各自的工作和休息，同时也不十分专业。一位 AD 患者每年消耗的费用达 13 万元，除了不菲的药费外就是照护费用了，如果计算上照护的亲人工作上的损失，则国家经济损失更大。对家庭陪护者除了经济损失外，还承受巨大的体力和精神上的痛苦。所以，如果把患者收治在专门的 AD 护理院中，能有下列优点：

1. 患者集中照护，大大减少陪护者人数，如果一个陪护者八小时上班时间可以照顾 7～10 个人，说明 7～10 个患者有 3 个人照护即可。而一个患者居家需要陪护者 2～3 人。

2. 陪护者经过培训、考核上岗，照护的水平和知识不断提高，能提供更优质的照护，患者的收益也有保证。农村有大批无业妇女可以吸引到城市，经过培训成为护理院的陪护者，她们在护理院中可以不断提高，比分散的钟点工和保姆做照护工作水平高，同时也解决了农村多余劳动力的就业困难问题。

3. AD 患者是智力障碍老人，居家设施多数不适合患者，需要改建或补充设施，护理院则可以做到设施齐全，不断进行设施更新，把照护患者生活，促进患者智力恢复等工作做得更好，更先进。

4. 城市中一级二级医院和工厂职工医院目前病房闲置床位较多，可以将这些病区调整出来，设置 AD 护理院，把分散在居家照护的患者，尤其是中度和重度的患者集中住院照护和治疗。AD 患者住院期间一般较长，而且稳定。

5. 只要把 AD 护理院办好，只要把陪护者的照护水平提高，患者家属是乐意送患者到护理院去的，这是一个既省力又省钱的好去处，家属又何乐而不为呢？以后家属也会乐意到护理院做志愿者，为 AD 患者服务又能见到自己的亲人，这是一个非常有意义的事情。

（二十三）AD 患者需要日常锻炼吗？

要将日常锻炼列入每天活动中，只要患者能起床活动最好都参与，选择的项目可以是散步、打太极拳、跳舞、打乒乓球和其他有益的有氧活动。运动节奏不宜太快，不强调规范化，不搞评分比赛，可以表扬鼓励。活动可定时安排在上下午举行，活动时间一般 15～30 分钟，活动不宜太累，如有不适，及时到场外休息，活动时陪护者要全程在场观察。阴雨天可在室内大厅举行，灯光要明亮,可放轻音乐伴奏,切勿大声喧闹。晴天尽量安排在室外活动。

(二十四)AD 照护要争取社会支持吗?

AD 照护是一个长期和艰巨的工作,对患者家属来说,陪护任务很重,常常还要兼顾工作,他们对陪护的专业知识也了解不多,不能正确处理和疏导患者的症状和选择正确的治疗方法,可能会使患者病情越来越严重。请专职照护人照顾,或送到养老院都需要不少花费。进口的治疗药物多不在报销范围内,也是一笔很大的花销,所以,AD 患者家属在精神上、身心上和经济上都面临很大压力。目前,我国对 AD 患者的精神和物质上的支持还不够,尚不及对艾滋病的关注。由于多数国人对 AD 缺乏认识,不能体会到这一大群人身心上的痛苦和经济上的压力。其原因是社会上对 AD 宣传不够,不少患者又讳疾忌医,不看病不治疗,很快无声无息地病逝。

建议患者家属先组织起来,成立微信群,大家彼此交流陪护心得体会,互通信息、互相帮助和鼓励。积极参加地方阿尔茨海默病协会,积极参加协会举办的各种业务活动,提高自身照护的知识水平。也可以成立 AD 照护网站,宣传照顾患者的技巧、如何与患者交流的方法,彼此帮助,把困难的照护工作做好。

积极与协会和政府相关部门联系,争取得到上级部门的认可与支持,把宣传工作做大做好,争取社会力量在精神和经济上的支持。

四、日常生活护理

(一)AD 照护很重要吗?

我认为 AD 的治疗药物和照护各占半边天。照护工作从疾病的开始就需要,不是某些人想象的那样,仅到疾病后期严重时才需要。疾病早期认知能力减退,患者以往知道和会做的事,现在不太明白和开始做不好了,而且日渐严重。如有人在旁帮助或者协助,患者肯定无比喜悦。进入失认、失用和语言障碍后,困难就更多更大,需要照护的力度自然也增加。

进入 AD 中度期出现行为精神症状,包括喊叫、躯体和言语攻击、易激惹、随地大小便等,还有妄想、幻觉、焦虑、抑郁等。重度时出现大小便失禁、进食困难、长期卧床压疮等,此时无人照护绝对不可以。照护工作贯穿在疾病始终,随着病情严重,照护的工作量日渐增加。AD是一种病程长且时刻不能离开照护人的慢性疾病。在照护AD患者过程中需注意下列几点:

1. 要树立照护AD患者是最艰难的照护观念。在我国死亡率最高的疾病是心血管病、恶性肿瘤、脑出血和AD。AD与前三种病不同,患者不明白自己的病,诉说不清楚自身的需求,也不明白陪护者的要求。这无疑对照护工作带来很大困难。

2. 陪护者要最大限度发掘患者自身能力,能做的事要在旁观察协助,不能做的事,要带领患者共同完成,不可以包办代替,要让患者逐步得到锻炼,从简单开始逐步到复杂。

3. 不能让患者单独去完成某项工作。患者因认知能力减退,反应迟钝,陪护者要时刻在患者身旁,防止跌倒、烫伤和走失等。

4. 患者自尊心强,要用和蔼、关心的态度与患者交流,对患者的任何要求及时响应,完满地解决,取得患者的信任。

(二) 吸烟、酗酒和饮咖啡对 AD 有影响吗?

吸烟者AD发生率是常人的5倍。吸烟会引起动脉硬化,导致血管性痴呆的发生率升高。

酗酒会引起肝功能损伤,最后导致肝脑功能异常,易患血管性痴呆。

咖啡中含有抗痴呆症的物质,其含量比茶叶高4倍。

红葡萄酒中含的原花青素和白黎芦醇都是强抗氧化剂,能清除体内自由基,能降低低密度脂蛋白,升高高密度脂蛋白。每天少量喝红葡萄酒可以预防AD。

(三) 如何安全喂食?

AD患者有时不能主动吞咽食物,此时需要陪护者喂食。患者一般采用坐位,平卧者要躯干抬高30度仰卧位,糊状食物或半流质最容易吞咽,液体食物如牛奶、开水易从口中外溢。固体食物宜先调成糊状,或者将液体食物加入增稠剂(如蔬果泥)喂食。每次一小勺,勺体最好轻轻触压舌面,不要过快。食物要选择高蛋白质、含多种维生素容易消化的食物,保证身体营养的需要。避免喂黏腻食物如汤团、粽子等,黏在食管易导致咳嗽。

（四）如何鼻饲？

AD患者不能主动进食时，需要把胃管经鼻腔放入食管中注入食物，放置胃管可请护士操作，避免插入气管。注入流质或半流质，温度38～40℃为宜，每次注射量少于200 ml为宜。间隔大于2小时，每天注入5～6次。饮食从少量开始，逐渐增加注入食物量，餐间可注入果汁、菜汁和温开水，及时补充水分。保持食物、餐具清洁卫生。每次输注结束后要立即冲洗鼻胃管防止堵塞，并将末端反折封闭。鼻饲管一般保留7～10天后需要更换新的胃管，可预约社区护士上门服务。鼻饲常见并发症如下：腹泻、胃潴留、恶心呕吐等，要及时请医生指导处理。

（五）患者厌食怎么办？

有些AD患者食欲降低不思饮食。此时第一要检查排除全身性疾病导致的结果，如肝炎等。第二要排除某些口服药如红霉素和磺胺类药物的不良反应。患者病后对食物的喜厌发生改变，以前喜欢吃的食物现在不喜欢了，所以要仔细观察患者对食物喜好程度，喜欢吃的食物可以经常提供，但是要保证此种食物是安全的，不会引起血糖、血脂和尿酸升高。因为患者有遗忘症，多次提供喜欢吃的食物基本无反感，但是要注意食物营养的均衡性。

（六）患者拒食怎么办？

AD患者拒食的原因有下列几种：一是患者由于幻觉、幻听和妄想等，会对周围事物保持高度警惕，认为食物中被放毒，所以拒食。解决的方法是和患者一起吃饭，陪护者率先试吃，打消患者顾虑！二是因为有罪恶妄想，认为自己恶贯满盈，不该吃饭。三是怀疑自己患了绝症，希望早死，拒绝吃饭。四是由于治疗药物引起的不适，导致患者害怕进食。陪护者应该耐心解释、细心劝导和积极调整治疗方案，使拒食有改善，这对患者的营养与健康很有益。

（七）患者拒绝服药怎么办？

AD患者常常不认为自己有病，由于幻觉认为护士给予的药是毒药，会毒死自己。另外患者常有轻生欲望，拒绝饮食、拒绝服药。此时陪护者应该耐心解释，温情劝导。使患者激动的情绪缓解下来，再劝患者服药，切忌强迫服药，这会使患者精神症状加重。如果坚决不肯服药亦可采用下列措施：将药片碾碎成粉溶于水或果汁中，或拌在饭中让患者服下。有些药如安理申有贴剂，可贴在皮肤上让药缓慢吸收，还可以选内服溶液剂。国内不是所有的药物都有各种剂型，陪护者应多想些办法，尽量让患者服用药物。

（八）口腔和牙齿如何护理？

AD患者比常人更需要关心口腔和牙齿的护理，因为患者失智，已部分或全部丧失自己清洁口腔和牙齿的能力，所以陪护者需要做到下列几点：

1. 帮助患者早晚各刷牙一次，如患者不会做，要耐心示范指导。牙膏用含氟牙膏即可，国人使用牙线的习惯不普及，可以不用，建议饭后用温水漱口，清除口腔中食物残渣和细菌，如果不能漱口，可选用温开水或漱口液湿润小纱布块清洁口腔。

2. 如果患者有假牙，要每晚取出假牙清洗后浸泡在冷开水中。有时候患者不肯取出假牙，要耐心说服，因为长时间不取出假牙，会导致牙龈发炎。假牙如果很脏可以去医院口腔科做清洗。

3. 患者常常不能诉说口腔具体的不适，陪护者要细心观察患者的口腔有无红肿溃疡等表现，患者有无进食变慢和困难的表现，必要时去医院口腔科诊治。诊疗前陪护者应先告诉医生病人是AD患者，请医生温柔和耐心地对待，会取得圆满的效果。

4. 老人常常口干唇裂，AD患者更是如此，陪护者应及时给患者喝水，唇干裂给予白色唇膏，严重时要医院排除系统性疾病如干燥综合征等，长期口舌干燥会导致龋齿的发生。

（九）需要经常清洗外阴吗？

因为患者不乐意洗澡，尤其在冬季。这样，患者每天清洗外阴是必须的。特别是女患者，每次便后要清洗。尿频的女患者多次小便后也需要清洗，以保持外阴清洁，防止继发感染，同时增加患者舒适度。

现在有带智能马桶盖的马桶，集温水冲洗、吹干为一体，甚为方便，而且一步到位。对患者来说操作可能有困难，需照护人代为操作。在护理院和多数家庭中仍然使用一般抽水马桶，清洗外阴时老人下蹲盆洗有困难，对AD患者尤其艰难。我们发现，如果用一个不锈钢盆或塑料盆架在马桶上（先把马桶盖掀起），让患者坐在马桶上洗，很省力也很方便，洗后用一条干毛巾擦干。

患者病情不重可以自己完成，病情严重时需要照护人帮助，可免去患者下蹲跌倒的危险。

（十）AD 重度晚期如何照护好？

AD 患者到重度终末期，常卧床不起，蜷缩在床角，无法自主进食，需要喂食或者鼻饲，常不能主动诉求大小便，导致大小便失禁。语言含糊，表达不清；情绪低落，极度抑郁。此时需全面加强基础护理。观察患者有无大小便需求，及时帮助解决。如果大小便污染衣裤，要及时清洗，保持皮肤清洁干燥。不能进食需定时喂食，或者鼻饲，详见相关内容。长期卧床者需间隔两小时翻身扣背，防止压疮的发生。

（十一）如何协助 AD 患者洗澡？

AD 患者不同于正常人，对于洗澡往往抵触。首先，让 AD 患者养成经常洗脸或洗澡的习惯，让患者认为洗澡是件愉快的事。同时应在患者身体状况良好或情绪稳定时洗澡，如患者情绪不稳定、不情愿或拒绝时应暂停。切忌患者空腹或饱食后洗澡。如果身体条件允许，尽量让患者自己洗澡，但应该注意安全。洗澡时间的选择是弹性的，最佳时间为上午或午休起床稍作整顿后。每周 1～2 次为宜。AD 患者洗澡多采用淋浴方式，一般采用坐在洗澡椅上的姿势，这样更安全。若患者体质较虚弱，浴室通气性差，湿度大，长时间洗澡则容易出现头晕、胸闷等症状。因此洗澡时间不宜过长，浴后及时补水或其他能量补给物。

1. 准备工作

保证淋浴房间温度适宜，冬季提前打开取暖设备，准备好洗澡物品（毛巾、浴巾、沐浴露、洗发露、润肤霜、梳子、洗澡椅、防滑拖鞋、防滑垫、干净衣裤等）。

2. 操作步骤

（1）调节水温，按照先冷水后热水的顺序调节，避免烫伤。一般情况下，水温 40℃为宜，不宜过烫。

（2）陪护者协助患者脱掉衣裤，并在洗澡椅上坐稳，同时嘱其手扶洗澡椅扶手。

（3）清洗身体：陪护者手持淋浴喷头，淋湿患者身体，由上至下均匀涂抹沐浴露，轻揉肌肤直至出现丰富泡沫，然后手持淋浴头将患者身上泡沫冲洗干净。

其顺序是清洗面部→颈部→前胸→腹部→上肢→腋下→背部→会阴→下肢→足部。

（4）清洗头发：嘱患者身体紧靠椅背。头后仰，手持淋浴头淋湿头发，将适量洗发露在手心揉搓出泡沫，由发根至发梢均匀涂抹，以指尖按压和打圈的方法揉搓头皮及头发，以出现丰富泡沫为宜，然后手持淋浴头用清水将洗发液冲洗干净。冲洗过程中避免洗发露及水进入患者眼睛和耳部。最后擦干头发，用浴巾包好头发，擦干身体。涂抹润肤露，注意保暖，及时更换干净衣裤。

（十二）为什么对 AD 患者提倡地中海式饮食？

阿尔茨海默病（AD）是危害老年人健康的重大疾病之一，有研究发现，大约 35％的 AD 是由于不健康的生活方式所致。其中膳食营养因素的影响约占 13％，仅次于遗传因素。因此，膳食营养干预在预防 AD 中具有重要的意义。提倡健康的饮食习惯如更多地摄入不饱和脂肪酸、多酚类物质、维生素 C、维生素 E 等，贴近地中海饮食模式。地中海式饮食（Mediterranean diet，MD）是一种起源于地中海周边国家的饮食模式，其主要食用未精制的谷物、以及蔬菜、新鲜水果、橄榄油和坚果，适量食用鱼、白肉和豆类，限制食用红肉、加工肉类和糖果，适量饮用红葡萄酒。其特征是优质的脂肪酸组成，其饱和脂肪酸和胆固醇摄入量低，低碳水化合物及高维生素的摄入可以降低 AD 风险，在一定程度上减少了 AD 的发病率或推迟发病时间。

（十三）AD 患者为什么容易发生骨折？

当人进入老年时，由于胃酸分泌减少，使钙的吸收能力下降，加之老年人户外活动较少，维生素 D 合成不足，影响钙的吸收，体力活动减少，又降低了骨骼钙的沉积，使老年人体内的钙呈负平衡，骨质疏松比较常见，不慎跌倒很容易造成骨折，尤其股骨颈骨折更常见。特别是 AD 患者，患病后活动能力逐渐下降，平衡力差，更容易跌倒、摔伤，甚至发生骨折，严重影响患者生活质量。

（十四）如何防范 AD 患者跌倒？

与正常人相比，AD 患者行动不便更常见。首先尽可能防止老人跌倒，设置无障碍环境，地面保持清洁、干燥、无积水；保持室内光线明亮，走道上应保持通畅，无杂物，在卫生间和浴室安装扶手，给患者穿合身、宽松的衣服，尽量不穿拖鞋，穿结实防滑的鞋子。当患者需要走动、穿衣、如厕和移动时，陪护者要随时注意患者的行动，及时提供帮助。当扶患者上下床、坐轮椅或床旁椅时，如患者气力不足，或行动不稳，陪护者要随时在旁协助；当患者坐轮椅时，帮助患者系上安全带；避免患者坐床旁、轮椅或椅子上打瞌睡。尤其是夜间，要防止患者精神状况不佳或身体平衡度不良而跌倒。另外陪护者应该帮助患者认识保持身体活动的重要性，鼓励患者活动，陪伴患者进行有规律的锻炼或散步，增强肌肉力量、柔韧性和协调性以维持或改善他们的功能姿势和平衡，避免跌倒。

（十五）AD 患者跌倒有哪些危害？

跌倒是导致 AD 患者损伤的最常见原因之一，由于 AD 患者认知功能下降，判断力和警觉性也下降，语言交流的困难导致跌倒后不能及时寻求帮助，甚至由于自我处理不当造成二次伤害。如很多 AD 患者被发现跌倒后，不能准确叙述跌倒发生的过程、身体出现哪些不适等，如疼痛、活动受限等，影响了现场判断及救治的及时性，致使 AD 患者跌倒后受伤害的发生率更高，伤害程度更重于普通患者，甚至是致命的。跌倒后除了给 AD 患者带来伤痛外，还可能引起功能的衰退。由于 AD 患者跌倒后致伤，特别是骨折需要卧床或伤残肢体制动很长一段时间，这期间 AD 患者是否能很好地配合床上肢体锻炼是康复效果好坏的关键。由于 AD 患者有认知障碍及精神行为症状，跌倒致伤后，患者不配合肢体制动及机体康复锻炼，使 AD 患者出现失用性肌肉萎缩、骨质疏松、关节挛缩等，严重影响患者活动能力。而长期卧床不起导致肌少症又是引起跌倒的重要原因，由此陷入反复跌倒的恶性循环。此外，不管跌倒是否导致身体损伤，均可给 AD 患者（尤其轻度患者）带来一定的心理变化，如情绪低落、急躁、忧虑和自信心下降等，致使 AD 患者陷入"跌倒—丧失信心—不敢活动—机能衰退—更易跌倒"的恶性循环。甚至有的患者因此卧床不起，加速丧失生活自理的能力，从而影响生存质量，更加依赖家属的照顾，给家庭带来沉重的负担。除此之外，AD 患者更容易出现严重的并发症，如压力性损伤、肺炎、泌尿系统感染等，不仅给社会及家庭带来经济负担，而且也危及生命，导致死亡。

（十六）AD 患者大小便失禁怎么办？

与常人不同，AD 患者（中、重度）常因不会表达要上厕所、找不到厕所在哪里、不会穿脱裤子等原因而造成大小便失禁。首先评估患者排便情况，如排便方式，白天、夜间排便次数，排出量，性状及间隔时间等以及有无并发症发生，找出大小便失禁的原因，治疗相应的疾病，如前列腺炎、慢性肠炎、尿路感染等，并采取相应护理措施：

1. 卫生间环境的布置。在 AD 中晚期许多患者已对厕所、卫生间等词语不再具有认知，无法辨别其意义而找不到厕所。因此，为了患者能顺利找到厕所，宜将厕所刷成与周围不同的颜色，并在门或墙壁上标记显眼的图案或标识，马桶周边颜色鲜明，让患者容易辨识，便于患者及时找到便池。

2. 定时引导。需要陪护者根据 AD 患者大小便间隔时间制订时间表，定时督促，养成规律大小便的习惯。陪护者还要注意观察患者有便意的讯号，如拉扯裤子、坐立不安、不停踱步等，可适当地提醒，协助患者排便，防止大小便失禁，并要尽量维护患者的尊严。

3. 选择容易穿脱的衣物，如粘扣替代纽扣等，合体且宽松。

4. 合理膳食。要多食含纤维素丰富的食物，刺激肠蠕动，如粗粮、豆类、韭菜等，摄取足够水分，每天活动身体，以利排便。傍晚即开始减少饮水量，以降低半夜上厕所的频率或尿失禁的机会。

5. 细心照顾。陪护者对大小便失禁的 AD 患者一定要有耐心并顾及其尊严，减少尴尬。不能呵斥病人，而要给予语言上的提醒和帮助，协助完成清理。对长时间未排便或尿频患者，注意有无便秘或尿道感染，及时寻求医生的帮助，治疗相关疾病。

6. 皮肤护理。患者大小便失禁，尿液或粪便反复刺激会阴部及肛周皮肤，易引起相应的皮肤疾病（如湿疹等），应加强皮肤护理，保持皮肤清洁干燥，更换内衣裤，及时治疗相关疾病。对长期卧床患者，可选择使用男性尿套、女性集尿器、成人尿片、尿不湿或成人纸尿裤等尿失禁产品。

（十七）如何与 AD 患者交流？

1. 对话时尽量使用简短、易懂、清楚、明确的语句。

2. 如有必要，应根据需要尽可能地随时重复重要的信息。

3. 要有耐心,尽管交流时存在沟通困难,但应尽量使患者能够理解自己所说话语的意思,耐心等待患者做出反应。

4. 避免与 AD 患者争论,与 AD 患者意见不一致时,不要坚持自己的意见,而应该忍让患者或转变话题,避免争执。

5. 适当地赞许,尽量避免指责患者,如 AD 患者反应正确,应该给予赞许,一句关爱的语言、一个手势、一个微笑或一个拥抱比指责更有效。

(十八)如何做好 AD 患者的护理?

1. 穿着护理

由于 AD 患者认知障碍,自己不能根据天气变化增减衣服,陪护者应根据气温变化及时给患者更换衣服,避免着凉或中暑。衣服要合体、宽松、舒适,鞋子选用合适的防滑棉质鞋。

2. 饮食护理

选择规律的进食时间、尽量相同的地点、常用的餐具进食;食物要切碎,易于患者咀嚼和吞咽;食物温度适宜,避免烫伤患者;尽量让患者仔细咀嚼,缓慢进食,避免误吸。饮水困难时可使用吸管或固定在手上的勺子。

3. 居住环境

生活环境相对固定,室内家具减少搬动。居室要宽敞,设施简单,光线充足,室内无障碍物,床头、洗澡间及厕所等安装护栏或扶手,妥善保管危险性物品。

4. 出行护理

AD 患者(中、重度)行动不便,容易跌倒,因此上、下楼梯陪护者一定要搀扶;外出时陪护者要陪同,以免迷路;为防止 AD 患者走失,应给患者配戴手环或衣服醒目处标注姓名、地址、电话等信息。

5. 卫生护理

帮助 AD 患者养成良好的个人卫生习惯,保持个人卫生,减少患病机会。

(十九)如何预防压疮?

压疮也称压力性损伤,是由于身体局部组织长时间受压,血液循环障碍,持续缺血、缺氧、营养不良而致的局部组织受损和坏死。压疮的发生不仅给患者带来痛苦,延长病程,甚至严重时可因感染导致败血症,危及生命。因此，消除诱发因素是预防压疮的关键，即控制压疮的形成。

（二十）如何防止 AD 患者坠床？

坠床是指患者从床上掉落地上，轻则引起局部皮肤损伤、肌肉拉伤、关节脱臼，重则引起骨折、颅内出血、意识障碍甚至死亡。应采取积极的预防措施，加强护理（特别对于患者坠床的高发时段如夜间、晨起、午睡起床时），消除导致坠床的各种因素，减少患者坠床，确保患者安全。

1. 陪护者应陪护、协助其日常生活，特殊情况经医护人员同意方可离开。

2. 将呼叫器及常用物品放在患者易取处。

3. 患者卧床时加固床挡保护。

4. 使用平车转运时，加固护栏保护并使用安全带固定。

5. 指导、协助偏瘫患者由健侧方的床沿上下床。

6. 电动床、手摇床床面应保持最低位，使用后及时复位。

7. 若患者意识不清或躁动不安时，为维护安全，需要使用约束带。

（二十一）怎样使用防压疮气垫？

防压疮气垫是通过让身体局部受压面积增大而分散压力，促进血液循环，使皮肤正常供氧，主要用于卧床患者。其原理是通过两个气管轮换充气和放气使身体着床部位不断变化，转移身体受压点，起到人工按摩的作用，既能促进血液循环，又能防止肌肉萎缩。使用时，首先向患者及家属解释使用防压疮气垫的目的、配合方法及使用注意事项，其操作流程如下：

1. 查对医嘱，确认患者姓名、体重。

2. 携用物到患者床旁，协助患者移至坐椅或平车上。

3. 卸下床单，将防压疮气垫平铺于床褥上。

4. 将防压疮气垫两根充气管分别连接于主机充气管接口处，固定好，接通电源，打开开关，调整充气频率，开始充气。初次使用，调至最大充气状态，使其尽快充气。调整至合适频率并检查有无漏气（首次使用时，主机对气垫充气 10～15 分钟后再使用）。

5. 铺好床单和被子（注意床单不要包裹气垫过紧，以免影响充气效果）。

6. 协助病人躺回病床。

7. 使用防压疮气垫后，应定时检查使用效果，发现问题及时排查。

（二十二）鼻饲时有哪些注意事项？

鼻饲是将胃管经鼻腔插入胃内，从管内注入流质食物、水分和药物。常用于昏迷、病情危重或不能经口进食的患者。鼻饲的优越性日渐明显，但仍需注意以下事项：

1. 鼻饲温度需保持 39～41 ℃，肠内营养液应采用隔水加热，以免蛋白质凝固。

2. 每日需更换肠内营养液和注射器，并标明更换时间，每次使用后及时清洗肠内营养袋。

3. 生活不能自理的患者，每日需进行 2 次口腔护理，保持口腔卫生。

4. 长期留置胃管患者，应定期更换胃管，每日观察放置胃管鼻腔皮肤情况。

5. 鼻饲速度不宜过快，同时鼻饲时应抬高床头 30 度或取半卧位。

6. 鼻饲前进行吸痰，清除呼吸道分泌物。

（二十三）AD 对家庭压力的影响是什么？

当 AD 降临到夫妻一方身上时，另一方就需要承担起主要陪护者的责任，就会打破家庭的责任和地位的平衡，相互间的关系就要承受一些基本的改变。不同以往，夫妻间彼此相互扶持或依靠，一起安度晚年、一起终老的设想和计划都将被打碎，将面对复杂、棘手问题的出现。一方为另一方提供直接照护或付费照护，经济压力的增加，感情的紧张，让夫妻关系恶化，甚至体会到愤怒的感觉。另外，在照护 AD 患者的过程中，更容易使陪护者产生抑郁、失业和健康问题。面对长期的照护负荷，陪护者自己常常会陷入生理、心理的疾病状态，或与社会孤立、隔绝，最终成为另一个患者或被陪护者。因此，对于陪护者来说，同样需要获得关注和支持，而来自家人、朋友暂时性的支持，可以帮助陪护者缓释压力，留出时间来维持自身健康和进行正常的社交。

对于子女来说，面对父母患 AD，可能会悲伤和害怕。面临着父母与子女和朋友关系中的角色转换，以满足父母或祖父母的各种需要。在照护过程中，由于个人想法不同，意见不一致，往往在家庭中容易发生矛盾与冲突，但也可能因互动增加而更加亲密。

五、心理关怀

（一）AD 患者心理和情感护理重要吗？

AD 患者是中枢神经系统受损引起认知能力下降的人，他们有独特的心理特征：

1. 自尊心强，主观意识强。

2. 自卑，缺少自信，情感脆弱。

3. 对周围事极为敏感，遇到不顺心事反应过度，缺少克制。

4. 记忆力和理解力均下降，处置能力下降，不能胜任日常工作。

5. 反应速度迟钝，做事缓慢，常常做错。

虽然 AD 患者有认知障碍，但他们是人，是具有个性和特性的人，我们千万不要认为他们是呆子，是什么也不明白的疯子，如果这样我们就做不好照护工作，会引发患者的反感，会促使病情的进展恶化。陪护者如果态度和言行不好，患者会很敏感并作出反击，不会有克制。相反，友善的微笑和良好的服务，患者会感到亲切，报以微笑，甚至握手拥抱，久而久之，视你为好友。所以，照护 AD 患者，应该尊重和爱护他们，决不可歧视和伤害他们。患者在认知能力下降、语言交流不畅和行动缓慢时，陪护者更应注意做好心理护理工作。

（二）照护患者应遵守哪些伦理规则？

伦理是社会上人与人、患者和医务人员相互关系应遵守的道德和准则。AD 患者是弱势群体，理应得到比正常人更多的关心和爱护。由于 AD 患者失智失能和精神情绪异常，常导致少数陪护者不正确的对待，具体表现如下：把患者捆在椅子、轮椅或者床上，不让患者移动。为了防止鼻饲管被拔出，把患者双手捆绑起来，为了减少穿脱衣服的麻烦和防止患者脱衣，让患者穿连衣裤。患者吵闹时会加服过量镇静安眠药物，有时甚至会将患者隔离和禁锢起来。这些措施都是对患者身体和精神的伤害，其社会影响极坏。违反伦理的举动在居家养老的发生率高于护理院，说明关于对 AD 患者正确照护的教育极为必要。

（三）如何做好心理关怀？

AD 患者由于失智失能，许多东西认不得，许多事情不会做或者做不好，致使周围的人和社会上的人认为患者是呆子。患者本身承受和适应能力很弱，遇到事情变化就不知所措或恐惧。患者很难适应环境的改变，例如到不熟悉的地方，遇到完全不认识的人，凡此种种都会引起焦虑与不安。此时陪护者应理解这些，用相同的心理感受他们的痛苦，安排在熟悉的环境下做一些他们力所能及和快乐有趣的事情。他们都有很长的经历，有不平凡的过去，只要我们能启发诱导，他们也会给陪护者许多有益的知识，这也对他们的身心有益。

（四）患者亲人不亲该怎么办？

婴幼儿是人间美丽的天使，有天真美丽的小脸和动人心弦的笑容，人见人爱。老人特别是患 AD 的老人，消瘦干瘪的面容，发呆无神的眼睛，蜷缩着骨瘦如柴的身躯，散发着酸臭味……这种情形，对每位来访者，包括患者的亲人都是一种考验。这是对来访者同情心的检测，是对子女孝心的测试，他们可能戴上口罩或者捂着鼻子，远远站在门口看一眼，丢下礼物匆匆离去。也许，只有夫妻一方陪护在床边！见此情形，患者已全然不明白，陪护者也不必生气，隔代的子女可能多数如此，不可能像父母发自内心对子女那样关爱患者。不要用道德绑架他们，不要用养儿防老观念捆绑他们……此举不会成功，反而会伤了自身，此时应调整自我心态，用积蓄买服务，不必过分节省，不要过多要求子女。

（五）能和患者做朋友吗？

能和患者做朋友。AD 患者是患病老人，他们记忆衰退，有时出现情绪障碍，但他们不是精神错乱者，他们有自尊心，有感情。无论他们以前从事什么工作，他们有辉煌的过去，有丰富的社会经验，他们身上有许多长处值得晚辈学习。要是做朋友，需要注意下列几点：

1. 千万不要认为 AD 患者是疯子或是呆子，而投以歧视的目光。患者有很强的自尊心，特别在意他人态度。在和患者接触时，要时刻注意自己的言行，不能伤害患者，要尊重他如对正常人一样。

2. 患者在诸多方面需要陪护者帮助。患者的请求需立即答应,拖延会引发患者的反感,甚至诱发吵闹。

3. 患者的判断力和记忆功能都下降,但可能对亲人、老同事和老同学会有一种自然亲切的感觉。患者对抽象概念的认同下降,一个真正关爱自己的人会让他有特别的亲切感,所以陪护者必须时时处处对患者做到爱护,才能成为患者的好朋友。

4. 陪护者对患者任何不友好的举动,患者也不会像正常人那样包容,会立即反抗。患者也同样不会像常人那样将不愉快的事情记在心上,事情过去了就会忘记刚才发生的一切,从新开始,温柔继续。所以陪护者要坚持做好照护工作,不能有丝毫的马虎,才会赢得患者的信任。患者宛如上了年纪永远长不大的"老儿童"。

(六)能剥夺患者的权利吗?

AD 患者记忆力减退和认知能力下降,不代表他会放弃权利,我们不能剥夺他应该拥有的权利,我们应该尊重他的权利。举例如下:

1. 患者想自己穿衣服和鞋袜,陪护者认为他穿不好、穿不快还耽误时间就帮他穿,这样就剥夺了患者自己穿衣的权利。正确的做法是患者能做的任何不危险的事情,放手让他去做。陪护者最好在旁指导,有错误及时纠正和提供帮助,使患者自身的能力得到保存。

2. 患者的伙食与自身利益相关,不能在患者想吃东西的时候没有东西吃,不想吃的时候倒开饭了。患者的伙食最少每天五顿,并且每位患者都需备有点心,患者想吃时候要有东西吃。开饭时间要适应患者早睡早起习惯,三餐时间都要比常人提前。

3. 患者做任何事都比常人慢,动作也不太灵活,陪护者应该有耐心,不要为了赶时间或完成任务,喂患者饭或者替他做事,这些都违背了患者的意愿。

4. AD 护理院中的护士和陪护者的工作量比一般医院要大,不可以减少编制,还要相应增加编制,否则会降低护理质量,这是以损害患者的权利为代价的。

(七)陪护者应是 AD 患者贴心天使吗?

AD 病因不明,无特效治疗方法。目前使用的药物和照护仅能控制症状和减缓疾病的进展,优质照护能起到一半治疗的作用。因为 AD 与一般性疾病和精神神经病不同,患者智力和能力衰退宛如三岁儿童,而且是永远学不会,是智力和能力日渐衰退的病儿。这就需要陪护者在照护患者方面既要有护理技术,还要有人文关怀。患者在日常生活中会发生恐惧、害怕、兴奋、尖叫、吵闹甚至打人等,这些行为与真正的精神神经病不同,这些症状是智力低下伴发行为(精神症状),发生频率比较低,症状多不严重,持续时间不长,都是由一些诱因促发导致。如患者有某种诉求,陪护者不理睬,不接受患者要求,甚至与患者争辩等,患者的自尊心受到伤害,引发激动吵闹,甚至打人。相反,如果陪护者掌握了照护的技巧和艺术,问题会有另外的结果。首先要倾听患者的诉求,表示立即去做,不能做的也要采取善意的谎言答应患者的请求,但执行时间要推迟,患者的要求达到了也就满意了。这比任何镇静药物都安全有效,这就是照护的治疗作用,优良照护是处理患者相关行为症状的首选。陪护者做得好,可以不是亲人胜似亲人,也可以成为患者的朋友。当然,在处理患者行为症状和精神症状用非药物性方法无效时,用相应抗精神病药物对缓解患者的症状和减轻陪护者的过多付出是有帮助的,这些药物都有较多不良反应,一定要在精神科医生指导下用药。

陪护者除了贴心,还要做"天使",要求陪护者无论年龄大小,都应穿着整齐清洁,面带笑容,态度和蔼,言行举止亲密地为患者服务。

(八) AD 患者仍保留哪些常人特征?

在 AD 患者照护工作中有些陪护者常会"触雷",他们误认为患者不再具备正常人的一些特点,而表现出态度生硬,语言尖刻,对患者的诉求置若罔闻等。这种做法常导致患者激动、吵闹,甚至演变成不可收场的地步,相反,如果我们熟知患者的一些共同特点,照护工作中特别小心,就可收到事半功倍的效果。患者仍保持常人的特征如下:

1. 自尊心很强,甚至比常人强。对他人对自己的忽视、歧视与蔑视极其敏感。患者会全神贯注看你讲话的态度和表情,听你说的内容,任何对他尊严有损的内容,都不会接受,而且反应超出常人,因为患者不能像常人那样做到克制。

2. 患者渴望得到别人的认可和表扬。患者做完事常会看你的表情,好像没有把握确定自己是否做对。我们要及时点赞或表扬,这样他们会很愉悦。

3. 患者需要他人的同情、安慰和关爱,需要他人欣赏和表扬自己的优点。

4. 患者常会主动做些力所能及的事,为亲人减轻负担,如擦桌子、拖一块地板,此时不但不要拒绝,还应及时表扬。

5. 患者在轻中度时常能用言语表达他们的诉求,虽然有时不完整顺畅,但也会用手势和表情表达。

(九) AD 患者丧失了哪些常人特征?

AD 患者由于病变损伤了海马和脑皮质,从而产生许多临床症状。基本上包括核心症状和外围症状,具体表现简述如下:

1. 记忆障碍是最常见的症状,主要是近期记忆遗忘,逐渐远期记忆也消失。

2. 出现定向障碍,失去对人物、时间和地点的正确判断。

3. 出现三失症状:

① 失语:不能用言语表达自己的想法,不能进行语言交流。

② 失用:不能用手指完成指令工作。

③ 失认:不能认识熟悉的人和物。

4. 判断和执行功能障碍。对事物不能做正确判断,对任务不能按计划完成。

5. 外围症状是由于病变侵犯脑皮质而影响情感中枢出现的精神症状,例如兴奋、妄想、幻觉、抑郁、不安、暴躁、吵闹、攻击性行为和睡眠节律紊乱等。

上述症状在 AD 介绍中已有详细叙述。

(十) 可以称 AD 患者是老稚童吗?

在我国对智能低下者有如下称号,如呆子、傻子,如果有严重精神症状称为疯子。上述名称均欠妥,他们是患病的人,人是具有尊严的,即使是患者,我们都应对他们怀有敬畏之心,还应有同情之心。AD 患者是记忆力衰退、功能丧失的患者,他们的智力等同于 3～5 岁儿童,他们不是正常儿童,我称为是稚童。他们天天学习,转身就忘,而且一天比一天差,永远不能成为正常的稚童。正常儿童,天天学习,天天向上,一天比一天成熟,最后成长为健康人。对待 AD 患者,虽然他们目光凝迟,行动缓慢,步履蹒跚,满脸干皱,但他们仍有感情,仍有一定智力,宛如稚童,虽然不如正常儿童天真阳光、活泼讨喜。痴呆是贬义词,最好不用。虽然 AD 患者有智力低下和失认症,有时吵闹,但不能冠以"疯子"或"精神错乱"。一旦误诊误判,会给患者和家属感情和精神上带来负担和伤害。治疗精神病的药物一般不良反应多而且严重,会给患者身体造成伤害,也瓦解了陪护者对 AD 患者百般照顾的努力,最后导致病情严重,病变恶化程度加速。

(十一)陪护者工作中出差错及时纠正好处多吗?

陪护者在照顾 AD 患者时常会出错,如对患者的诉求未予重视,或对患者态度生硬,语言带刺,常致患者自尊心受到伤害,引起患者烦躁不安、吵闹,严重时甚至会打人。遇到这种情况,首先分析找出诱因,不要和患者争辩对错。如是陪护者的缺点所致,应立即道歉承认错误,并表示改正,同时用友善的态度、温柔的话语,立即满足患者可以做到的要求。患者会立即感到你对他的尊重与爱护,会破涕为笑,因为他记不得你刚才对他不好的一切,会快乐接受你的爱心。近记忆遗忘,乐于接受他人的爱护都是 AD 患者的特点。为了患者的健康,我们应该学会勇于立刻改正错误,千万不可去请求医生给患者口服抗精神病的药物和打针,把自身的责任推却得一干二净。

第四篇　陪护随笔

（一）"打擂台"

今年七月陪夫人夏明玉到医院做每年一次的体格检查，遇到她当年同班同学和平辈的情况越来越少，见到的场景是有些人坐在轮椅上，由儿女推着，有些人拄着拐杖由儿女搀扶着缓慢行走，无人陪伴而能行走的寥若晨星。目睹此状，心情沉重，旧事一幕幕呈现在脑中，真是沧海桑田，感慨万千。其中印象深刻的是夫人打擂台晋升正教授一事。

1996年医科大学晋升正教授要求相当高：一要求任副教授后在核心期刊上以第一作者身份发表三篇论文；二要有省级或国家级科研项目；三要有省厅级以上科研成果奖一项，或者主编一本书（二十万字以上）。面对晋升要求，多数人全力以赴，拼命工作，研究、撰写论文或者著书立说，渴望晋升正教授后，工资、待遇会升高一级。

我夫人所在基础医学院的科室有一名医学正教授名额，但处领导已经指定给一位做机械维修的科室主任，理由是他年资高两年，今年不升则正高职称无望。群众意见很大：他是综合大学物理系四年制毕业生，医学是门外汉，理应从数理化专业组晋升，不应占医学职称名额，而且也应当竞争上岗。处领导不知为什么没有听取群众意见，坚持初衷。她推荐我夫人去全院"打擂台"竞争正教授职称。当年，医科大学内有六个学院，如基础学院、儿科学院、预防学院、药学院等，还有第一附属医院和第二附属医院，教师有数千人，"打擂台"晋升正研究员仅有一个编制。

报名条件不限制，择优录取。夫人认为1996年她已经六十岁，按规定下一年退休。自古华山一条路，对于循规蹈矩的职工，现在不搏，更待何时？我支持她的看法，并全力配合她整理材料。她1950—1956年在无锡市一女中读初中、高中，1956—1961年在南京医学院医疗系学习，毕业后留校工作。在卫生系、一附院血液科做过短期轮转学习，在基础医学院电镜室做超微结构研究很长时间。

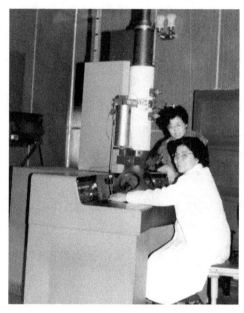

1990—1991在美国迈阿密大学医学院研修超微病理和创伤愈合（下图）。

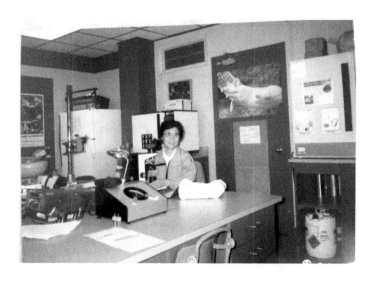

至 1996 年共发表论文 103 篇,其中英文论文 17 篇,担任第一作者的 3 篇。1980 年以来获部省级科研课题 6 项。或科研成果奖 8 项,其中作为第一获奖人江苏省科学技术进步奖四等 1 项(心脏病心肌细胞琥珀酸脱氢酶与心功能关系的研究),江苏省卫生厅科学技术进步奖一等奖 2 项,与他人合作获江苏省科学技术进步奖三等奖 2 项、四等奖 1 项,并获中国"八五"科学技术成果奖。1996 年被评为"八五"先进科技工作者,编写《皮肤病超微结构图谱》(主要编写人之一)。参编《电镜技术及其在生物医学上的应用》和《皮肤病学》。任中国动物学会细胞生物学专业委员会江苏分会秘书长、常务理事,为美国电镜学会会员、日本皮肤病研究会会员。

材料整理结束,我们就连夜赶制塑料薄膜,准备做十分钟报告和五分钟问题解答。"打擂台"当天,我在家中坐立不安,等待结果。后来她说教室内坐满了校、系级领导和各教研组的教授,会议气氛紧张和谐。每位申请人报告结束,评审人按表格打分上交。最后,校领导宣布最高分获得者。此次结果收录于《南京医科大学校史(1934—2014)》,其中第 255 页记载"具备研究员任职资格者一人:夏明玉。"

晋升正研究员成功,想起唐代大书法家颜真卿的《劝学》:"三更灯火五更鸡,正是男儿读书时。黑发不知勤学早,白发方悔读书迟。"对于没有关系、没有后门的普通人,只有苦学、勤奋,增长知识,方能实现梦想!

(二)快乐八个月

仲夏之夜,我们夫妻二人在上海浦东机场接机。晚上九点半,我们终于见到儿子推着手推车缓步走来,他的身边有一个小男孩,身着青蓝色吊带长裤,上身穿紫红色长袖 T 恤衫,脚穿白色旅游鞋,随车同行。我们终于第一次见到了三岁的小孙子,感到非常高兴。孙子出生在美国,当时我还没有退休,他的外公和外婆刚刚退休,于是由亲家夫妇二人去照顾孙子一年,之后小孩送幼儿园了。最近因为儿子儿媳工作变动,要从华盛顿调到旧金山,所以决定先把小孩送回国内由我们照顾。在和孙子相处的八个月中,有很多有趣和快乐的事。

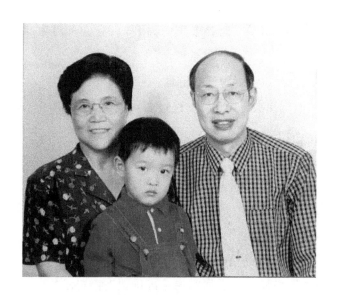

　　孙子到家后,我们请了保姆帮助做家务,因此我们有时间来陪伴他。令我们奇怪的第一件事情是三岁小孩还在用尿不湿。我们试图替他拿去,他坚决不肯,可能国外幼儿园小孩多,老师少,照顾不过来,让他们用尿不湿是省事之举。白天他不同意脱下尿不湿,夜晚他熟睡了我们就把它脱下。连续两个夜晚,他体会到不用尿不湿的舒适,再也不肯用尿不湿了。此时,我们训练他自己小便。我们从他的口中学会了两个英语单词:"pee pee"（小便）;"poo poo"（大便）。我们准备了痰盂,慢慢地他就学会自己去大小便了。开始我们

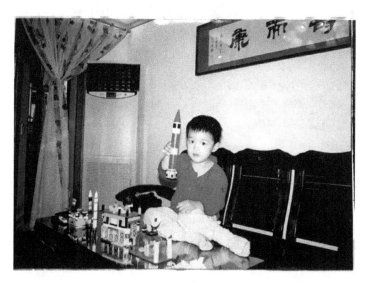

不放心，守在他身边，不久，他要求我们离开，只有大便结束了才喊我们来帮忙。

第二件事是在家也不肯脱下旅游鞋。可能国外是地毯，我们家是木质地板，他误认为木地板和水泥地一样。经过多次劝说，他相信了，结果他的白棉袜底穿一天还是很干净，而且地板光滑，天气炎热时很凉爽。之后，他一到室内就自行脱下旅游鞋。

从国外回来时，带了很多在国外幼儿园看的录相带，都是适合幼儿的动画短片。他对动物动画片最感兴趣，特别是 *Lion King*（《狮子王》），几乎每天都要看，真是百看不厌。遇到激动场面，也会学雄狮吼叫一声。为了培养他对中文的热爱，我们也经常给他播放中国动物动画片，他最爱看的是熊猫动画短片。并且能跟在播音员后面学说标准国语"熊猫吃竹子……"。除了看录相带外，我们还轮流和他在一起搭积木、画图、拼图、描红和剪纸等。美国幼儿园教育的内容我们都替他补上。

除了在家学习外，他很喜欢随我们到附近菜场买菜。在家禽区，他常蹲下看笼子里的大小鸡，偶尔大老公鸡"喔喔"打鸣，他会情不自禁地拍手大笑。在鱼柜面前，各种鱼在水中游弋，让他目不转睛，一看半小时都不肯离开。在国外超市是看不到活鱼和活家禽的，所以，这些摊点对他有很大吸引力。为

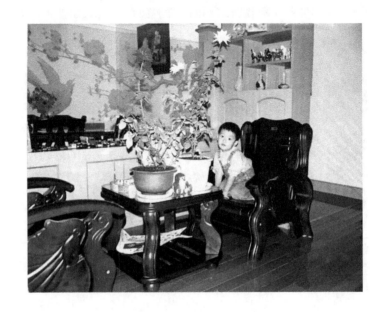

了满足他的好奇心,我们常带他去南京红山动物园和玄武湖鸟园玩。他最喜欢猴山中不同年龄和大小不一的群猴,它们活泼可爱、嬉戏打闹,几乎一刻不停。在鸟园可以看到有五彩斑斓羽毛的鸟,听到悦耳动听的鸣叫。这一切使他留恋不舍,百看不厌。大型商场和展览会馆中各种造型奇特的模型他也很喜爱,例如流水推动的滚磨,投钱币可以骑的木马,木马在有节奏的奔跑时还唱着儿歌:"小老鼠,上油台,偷油吃,下不来,叫奶奶,不肯来,咕噜咕噜滚下来。"他开始有点胆怯,但后来觉得有趣了,常要玩几回才肯罢休。在动物园内他从不喊累,也不要人抱。"宝宝身体重,"他常说,"爷爷抱不动。"出了公园大门,上了出租车就呼呼大睡。

天气不好,我们就在家进行课外活动,主题是"心肺复苏术抢救病人"。一般是我装成病人仰卧在地板上,奶奶是路过的医生,先是手放在鼻孔处,判断是否有气流出,如无呼吸,立即口对口吹气进行人工呼吸,接下来是胸外心脏按压,小手压得轻,频率也不到每分钟 80 次。病人慢慢苏醒,抢救成功!开始奶奶示范教他操作,几次以后,他会自己完成全套抢救过程。每次,我从地板上爬起来,都会看到他成功的笑容。

快乐的时光总是过得特别快,好像跨越秋天,直接迈进隆冬。我们在圣诞节前夕回到美国旧金山,在进关时,一位白人女官员看了孙子的护照,问我:"你有小孩父母的委托书吗?""对不起,没有,"我补充说,"他的父母正在大厅接我们……"她抬头看了我们三个人,点头微笑,示意我们可以进关了。

我们在硅谷住了两个月,当地冬天阳光明媚,温暖如春。从我们住的公寓步行十到十五分钟即可到小镇。我们两三天就会去一次小镇。我们喜欢买中文报纸,小孙子喜欢到书店看各种恐龙画册,追问我为什么现在看不到恐龙。有时候中午,我们就在麦当劳或者肯德基用餐,他爱喝的饮料是雪碧。

一起相处十个月,我们之间有了深厚的感情,在我们离开旧金山机场时,他哭闹着要跟我们回中国,奶奶双眼泪水汪汪,一家人难舍难分。儿子从小商店买来一架小飞机模型给他。"爷爷、奶奶乘大飞机回国,"儿子骗他说,"你一会儿乘小飞机回去。"他信以为真,我们就这样欢欢喜喜、依依不舍告别了他们一家人。

小孩在最需要你的时候,他最可爱,你最快乐。老人在最需要你的时候,他最可怜，你最忧伤。

（三）学成归国

1989 年元旦，我新年的最大希望是去美国学习，这一宿愿在我心中已深藏二十余年。1960 年我在协和医院皮肤科做住院医师，当时病房收治了一位从云南转来的中年男性患者。他四肢有红斑、结节、血疱和溃疡，反复发作。同时伴有鼻、咽、舌、口腔和上呼吸道溃疡。尿中有大量红细胞，伴肺部浸润性结节。当时诊断不明，于是请相关科室知名教授会诊。各科教授根据各自科室的经验排除了他们专业的疾病。记得最后来会诊的是内科张孝骞老教授，他带着内科住院总医师潘大夫来病房。张教授详细询问病史和体格检查，沉思片刻后，对潘大夫说："我在一篇国外文献上见到类似病例报告，我记不清是什么病了，我晚上回去查文摘卡，以后告诉你我的会诊意见。"次日上午，潘大夫把张教授的诊断意见写在会诊单上。诊断：韦格纳肉芽肿（Wegener's Granulomatosis）。我马上赶到医院前楼的图书馆，查阅该病英文文献，患者的病情与国外报告完全一致。他是国内首例确诊该病的患者。我深感有博大精深的知识会给患者诊治带来福音。

1989 年改革开放的春风吹遍祖国大地。有些人通过自费公派到美国学习。我向他们取经，立即行动起来。我在专业杂志上找和我专业对口知名的教授。给教授写信申请做访问学者。信中内容主要介绍个人受教育和工作经历，以及已经取得的成绩和本人熟悉的技能。当时国际邮费很贵，文字只能打印在一张薄纸上。封口和贴邮票只敢用胶水，如用糨糊可能会超重。邮件超重资费也会翻很多倍。我在半年内共发出近十封信，有三封信回复有了结果，同意接纳我为访问学者，令我喜出望外。

迈阿密大学皮肤病理研究室 Neal S Penneys 教授同意给我全额资助，主攻皮肤分子生物学，可以同时兼修皮肤病理学。

有了初步约定后，我又将我历年发表的中英文文章的英文摘要发给他，使他进一步了解我的工作。到美国后我才明白，教授已在美国通过医学论文查询看过我发表的英文文章。而且他还向科内一位华裔夏教授咨询我的申请。经过如此慎重考虑，我终于成为教授的第一位来自中国的副教授级访问学者。这次申请美国访问学者顺利完成与协和医院皮肤科李洪迥教授的指导有关。1978 年在石家庄开会期间他要求我多写一些英文论文,在外国杂志发表,以扩大影响,提高个人的知名度。

接下来我要做的事是向医院和学校申请自费公派出国留学,即停薪留职去国外学习一年。当时出国要有担保人,夫妇和子女不可担保,我只能到镇江请我妹妹担保。最后按学校规定,凡自费公派出国者要和学校签上缴费合同,即外国每年资助费用 8 000 美元,归自己生活费,超出部分个人与学校各承担一半。我出国的目的是求学,不是赚美金。我很轻松爽快地在合同书上签了名。

1989 年 9 月我自费公派来美国留学,单位同意我停薪留职一年。一年后,因为美国研究需要,我又申请延长一年。学习快结束时,教授希望我再延长研究和学习时间。我告诉他单位政策和我个人想法,最后,他表示理解,幽默地在纸上写了几个英文词:PCR to PRC,中文意思是聚合酶联反应(Polymerase Chain Reaction,是分子生物学研究的主要方法)到中华人民共和国(People's Republic of China)。他希望我再延长 3 个月,做好交接班工作。当时,在美的留学生和访问学者回国的人很少,中国学者和留学生只要本人愿意均可申请美国永久居留权。因此,不少学者和留学生忙于提出申请和办理相关手续。我和夫人商量,我们决定还是回国。当时的想法如下:首先,近百年来,我国许多志士仁人,为了振兴中华,寻求富民强国之路,不畏艰险,远涉重洋,来美国留学,他们学成后回到贫穷落后的祖国,为振兴中华,拼搏一生。我的老师协和医院皮肤科李洪迥教授就是其中一位。他赞扬和鼓励我回国报效祖国。其次,我喜欢皮肤科,特别酷爱皮肤科临床工作。想把 13 亿中国人特有的皮肤病介绍给世界,为皮肤病学做贡献。我如留在美国,我只能从事实验研究。我爱人赞同我的想法,我们决定按时回国。我应教授之邀,延长留美 3 个月。省人民医院领导也批准了我的延期申请。在准备回国过程中,也出现了两个插曲:一是休斯敦中国领事馆张领事给我打电话,问我是否真决定回国。我回答"是"。原来他听说我一家人全在美国,国内已无亲人。我的一个姐姐也在美国。二是我在迈阿密大学因为发表的论文最多,获该校优秀访问学者称号。我向他说明了我回国的理由,他很赞许并问我国内职称、住房等方面有无要求。我告诉他:"我是副教授身份出国留学的,在国内有 75 平方米住房,一家人足够。但是,我出国时和医学院在收入分配上有合同……这儿有数百位中国访问学者,他们来自全国各地,均无此合同。我希望领导帮我查询一下这是否符合国家政策。"他听了表示惊讶,要我把合同的复印件寄给他。

教授知道我回国要继续进行在美的研究,为我订购了一些实验用的必备小仪器,如加样器等,还赠送我一些昂贵试剂及他主编的著作。临别时教授夫妇专门宴请我。在即将离美之际,心中还真有些不舍!

我回到国内,学院也没有人来催我结账。带回来的小设备和试剂,在我们实验室发挥了它的作用。在国内我又继续发表皮肤分子生物学研究论文 8 篇。1993 年我晋升为正教授。

1989 年初到美国,发现城市繁华,摩天高楼鳞次栉比,马路宽畅,路上车水马龙,商品琳琅满目,物质极大丰富,打电话用磁卡,乘地铁在无人售票机买票,刷票进站,银行存取款可在 ATM 机上完成。当年的中国,这些都没有见到,令我感到十分惊喜和敬佩。我应当利用这次千载难逢的学习机会,多学习美国的先进科学技术,为振兴中华而奋力拼搏。

为了有更多的时间学习,我在离医院步行十分钟的小区住下。该公寓有两层楼,围成一个大四合院,中心为花园,还有一个小型露天泳池。小区约有 50 套单室套住房。我和北京动物园的张研究员合住一个单室套,他年龄比我大,他住在卧室,我就住在客厅内。卫生间和厨房合用。我们两人都是早出晚归,在家彼此交谈时间不多。

到研究室工作后,我每天是两点一线做三件事。宿舍和医院是我的两点。工作、吃饭、睡觉是我做的三件事。每日如此单调地循环,多数假日也是如此,所以觉得日子过得飞快。我要把十年失去的时间夺回来,我要把欠缺的知识和科学技术补上。我除做实验外,会抽时间跟教授看病理切片,参加每周的大查房,参加全市临床病例讨论会。我要学成回国,把我们祖国建设成像美国一样富强,我要珍惜每一分钟。我仅在假日和有车的访问学者或留学生去中国店买些国内吃惯的荤素菜,平时就在附近超市买日用品。

实验研究稳定后,我们对人乳头瘤病毒和带状疱疹病毒及单纯疱疹病毒DNA 均可检测。为了多出成果,我们要求教授和科内住院医师多送临床检验标本。一年中我们先后完成了 18 篇论文。我以第一作者发表论文 10 篇,和其他作者合作发表论文 8 篇。论文分别刊登在 *Arch Dermatol*,*JAMA*,*JAAD*,*J Cutan Pathol* 等著名期刊上。论文能在著名期刊发表,我想有三个原因:一是选题比较新颖,研究结果有较高学术水平和应用价值。二是研究的样本数量较大。三是全部英语论文由我和美国学者共同完成,请教授审核,保证了论文英语表达正确性。研究结果填补了某些皮肤病研究上的空白,对皮肤病的发病机理和阐明治疗机制做出了贡献,我内心深处感到无比高兴。

在美国写英文论文署名时把教授放在首位,都被他否定了。他是通讯作者,署名放在最后。在国内完成英文初稿后请人修改审阅是件麻烦的事。现在论文送给教授审阅,一天后就会修改好,效率极大提高。写英文论文从原来的难事、苦事,变成了易事、乐事。

我从不羡慕有些访问学者买二手汽车,学习开车、维修汽车,经常开车旅行,游山玩水。我感到来美国学习机会来得不容易,我应抓紧时间多学一点东西,为国争光多做贡献。

因为我在研修期间发表论文较多,据说在全校数百名访问学者中我和一位埃及访问学者并列前茅,留学生和访问学者部 Morgan 主任专门请埃及学者和我们夫妇共进午餐,副校长授予我优秀访学者证书和勋章。

1990 年在美国西雅图召开了国际电子显微镜学术大会。夫人夏明玉参加会议后,到迈阿密大学医学院创伤研究所从事猪创伤后皮肤愈合和肥大细胞关系的研究,与美国学者合作完成论文一篇。研究所和我的实验室在同一楼,她部分时间去工作,有较多时间看书学习。一年后她按时先回国。

(四) 深夜

夜,特别是深夜,我喜欢它又害怕它。夜漆黑如墨,白天所见的一切都模糊、消失了,天空繁星闪烁,月亮有时散发着明洁的冷光。大地凄寂无声,我独行在路上,感到心悸与畏惧。我有几回深夜出行的经历,令我兴奋,终生难忘。

1949 年秋,我母亲住在苏州,要我去苏州上学。我在黄桥中学入学考试结束后,从黄桥乘汽车赶到靖江十八圩已是下午,当日天气阴沉,江面上狂风怒吼，波浪滔滔，宽阔的江面，空无一船。国营的渡船已经停航，江中无船的踪影。有几个做生意的人急于到江南做买卖就雇了一条小木船准备过江，当时我也挤进人堆。"小孩！几个人走？"一个中年男人问我。"我一人！"我答道。"今天下午封江了，我们不能保证旅客的生命安全，你要认真考虑！"我当时急于见到母亲，另外，港口也无住宿的地方，就狠下决心点点头。连我八个人上了船，中年男子船老板是一个非常有渡江经验的舵手，他命令我们全部进舱，坐着紧握扶手，没有他的指令任何人不许站起来和走动。船到江心，风浪更大，小船在汹涌的波浪中好像在跳舞，一会突然下沉，我疑为会坠入江底，骤然船又跃出江面，如此反复，恐慌令我们个个心惊胆战。幸好，平时机动渡船要半小时的航程，我们十五分钟就平安到达江阴码头。四个人合乘私家小汽车赶到无锡火车站时已是夜间十点。车站外广场灯光通明，广场上挤满了很多人，穿着彩服，敲锣打鼓，有的扭秧歌，有的打腰鼓，歌声此起彼伏，一片欢腾景象。人们在庆祝新中国诞生了！我生平第一次深夜见到这么多欢乐的人群，我被他们的激情感动，我和围观群众一起情不自禁不断鼓掌！我乘夜车到苏州，再乘载客马车到胥门外家中时，天已拂晓。

我和明婚后生了一个儿子，因为我们都忙于学习和工作，儿子出生后放在岳父母家请保姆哺养。岳父母年龄高，体力跟不上也力不从心，我们决定把儿子接到南京送幼儿园。1967年6月17日，我用"哄骗"的手段，把儿子从老家黄桥带到常州火车站。儿子从未出过远门，更没有坐过汽车、轮船，也从未见过浪水滔滔的长江。他坐在我大腿上，两只晶莹的大眼睛环视四方，沿途的风光引起他的兴趣：黄牛在田间耕地，孤山高高耸立，宽阔奔腾的长江一望无边，轮船的呜呜长鸣都引起他的好奇。深夜，赶到常州火车站，站内挤满了串联的红卫兵，男女青年穿着黄色或蓝色制服，上臂套着写有"红卫兵"的袖章，头戴黄色兵帽，他们也在等开赴南京的火车。我好不容易买到一张装货的火车票。深夜，我们和红卫兵一起挤进了货车厢。车厢里没有凳椅，仅有几条枕木供乘客坐下，也没有车窗，仅在车厢两侧顶部有两个小百叶窗，车厢前后各有一盏60瓦的电灯泡，在车厢的一角有一个小木桶，供男性撒尿，其他设施没有见到。车厢内挤满了人，通风窗很小，散发着汗臭和尿臭。沿途无列车员报站，幸好沿途也没有人上下。列车开得很慢，逢对方来车我们必停,大家都在昏暗的灯光下摇摇晃晃似睡非睡,儿子在我怀里呼呼大睡,他白天太累了,相信他收获也很多。我和大家一样,常被因尿桶的尿震洒到桶周的人群而引起的一阵尖叫声唤醒。停停走走的火车终于到达南京下关火车站,站外广场挤满了群众,他们高举红色标语,敲锣打鼓,高声欢呼:"庆祝我国氢弹爆炸试验成功!"虽然我很累,但和大家一样感受到国家强大的喜悦和自豪。我的儿子也没有睡意了,高兴地在三轮车上看街上游行的队伍。

"文革"期间,每逢中央广播电台有最高指示播出,事先我们单位就通知工作人员到医院集中,医院门口红布长条幅已经拴好,载有锣鼓的三轮车列队待发,等到晚七点中央广播电台播出最新最高指示,年轻革委会领导将最新指示书写到红色条幅上,我院的报喜队伍立即出发,我们报喜的目的地不是省委就是省革命委员会。为了使我们是最先到达的报喜单位,我们多数情况是急行军速度小跑,有时为力争获得头名报到,往往是在跑步,幸亏这两个单位离我院不太远,我们中年人还能跟上队伍,但是年长者跑得气喘吁吁。全市报喜的单位很多,如果报到迟了,我们就得在马路上排队等候首长接见。记得庆祝共产党第九次代表大会胜利闭幕时,报喜队伍特别多,等首长接见到我们队伍时已经很晚。我从医院返回医学院住地已经深夜,五台山上行人络绎不绝,汉中路上灯火通明,除了行人以外没有任何车辆,仅有少量自行车疾驰而过。南京城的深夜平时像一座高山,它庄严宁静,每天守护着几百万市民进入梦想,只有在特殊日子,它像喷发的火山,喷射出熊熊的烈火,显示他们的热情、希望和追求。

1989 年我获准去美国迈阿密大学医学院附属医院做访问学者,国内外一切手续办完,我拿到 IAP66 表,获得了美国签证,立即买了美国西北航空公司的机票去美国。经过东京、旧金山、达拉斯三地转机,终于在夜间十一点到达迈阿密国际机场。我等了半个小时,也未见到接受我学习的 Penyes 教授,机场旅客愈来愈少。我只能求助于服务台,她们看了教授给我的信和相关材料后告诉我,我早到了一天,原来我把美国时差搞错了,她们立即帮我给教授打了电话。同时知道我是中国的皮肤科副教授,纷纷围拢来向我咨询皮肤病,都是些常见皮肤病,如痤疮、指甲癣、湿疹和斑秃等。我一一作了回答,直到教授来接我。当时我很纳闷,美国如此富强之国,她们为何不去看病?后来我和教授上门诊,我才知道教授的挂号费是 300 美元,副教授是 180 美元,还要层层转诊,非急诊等待时间很长。当时买一打鸡蛋(12 个)是八角美元。当时我在中国门诊挂号费是 5 分人民币(当时没有专家号)。1 美元可换 8 元人民币。一个上午我要看近五十个患者,我深切感到中国患者是幸福的,我们社会主义制度是优越的,这增加了我学成回国为病人服务的决心。

深夜宛如大海,它汪洋一片,漆黑如墨,恬静安宁,远离嘈杂和喧嚣,让人放飞灵魂,做你想做的事。深夜有时会海浪滔天,大街小巷骤然灯火璀璨,人流如潮,让你兴奋、激动、终生难忘。我感谢深夜,我喜欢深夜!

(五)那个没有吃到的烤红薯

在几十年前的一个酷暑的下午,我到医院门诊上班,发现一楼挂号室外面聚集了很多人,声音嘈杂,我从层层人堆中挤进去,发现一个大约八岁的男孩睡在一张破旧的草席上,全身涂抹了一片一片的紫药水,有些地方结了很厚的干痂。脸上虽然也涂了紫药水,但两只晶莹的眼睛,炯炯有神。旁边坐着一位中年男性,他不停摇着手中的草扇,一是为了赶苍蝇,二是为他的孩子降温。

从他和周围群众对话中,我知道他是来自山区的一个农民,家中唯一的宝贝儿子突然皮肤上起大水疱,从黄豆大到花生米大,溃烂后很难长好。在当地治疗没有效果。他下狠心把家中唯一的一头老母猪卖了筹备一点钱,想进省城最好的医院住院治疗。可是在门诊等了近一周,仍住不进医院,他们舍不得住旅馆,父子两人就在门诊大厅凑合睡。卖猪的钱越用越少,他们十分焦虑。

我在去病房的路上暗自忖度,小病人为何未能住进医院?我现在管病房,病房有空床,没有人联系我,肯定是其他原因了。我在病房忙碌了一个下午,快下班时,通知我有一位重病人到病房,我立即去看,原来就是我中午在门诊挂号处看到睡在草席上的小患者,我一边询问病史,一边进行体格检查,立即清洗创面、换药、包扎,忙完这些事情,我回到办公室写小孩的住院病历。当我走出病房时,天已漆黑,天空中星星闪烁,月亮冉冉升起。我匆匆走过锁龙桥,学校幼儿园的大门已锁定,我五岁的儿子肯定被他妈先接回家了。

接下来两个月内,我和小孩父子天天朝夕相处。小孩患的是大疱性类天疱疮,我用最有效最便宜的药物地塞米松给他治疗,水疱很快被控制,旧有糜烂面迅速愈合,厚痂脱落,皮肤外观恢复正常。吃激素后,人长胖不少,小脸变圆,大家都喜称他为"小红豆"。因为他住在山区,外出看病不方便,我决定替他把激素减到最小量出院。"小红豆"在病房很讨喜,病员称他是我的小跟班,我在治疗室为患者换药时,他帮我传唤患者进来,给我递外用药盒、纱布、绷带等。他聪明机灵,对病友说他将来也要做皮肤科医生。他的父亲是一个典型的庄稼汉,身体健壮,不善言辞,每天帮病房工友打扫室内外卫生,送开水、推重病人去做特殊检查。父子两人共睡一张床,订一份病员伙食,每天订的餐是最便宜的一碗米饭一份素菜。开饭时,我也会经常帮厨房送餐员去分菜,遇到他们父子我总会多舀一些给他们,病区病人最后分剩余的荤素菜,我都送给他们。他们很自觉,他们很勤劳,他们很讨人喜欢。

日子过得飞快,住院两个月,口服地塞米松快减完了。一天,他父亲问我后续治疗的措施,我详细为他介绍。他也告诉我开始住不进医院的原因,是他凑不够住院预缴费,后经特批才住进医院。有一天,护士告诉我:"小红豆"已经 3 天不见了。我走到他的病床旁边,他床头柜中的灰色蛇皮袋不见了,我心中暗想:一只受伤的小鸟伤愈后飞回故乡,祝愿他一切顺利。其实,每年都有付不起住院费悄悄"逃费"出院的,当时,医院还会根据财务处列出的欠费名单,派两人一组到各地"要钱"。直到几年以后,医院一位去"讨债"的医生告诉我,他们去了"小红豆"家,两间旧草房,两头小猪,几只母鸡,值钱的东西一样没有。唯一一点是"小红豆"又长高了,更懂事了,他们开不了讨债的口,只说受治病医生委托来看望他们。二人坚决不肯吃饭,临别时"小红豆"硬塞给他们三个现烤的红山芋,特别提醒一个是送给朱医生吃的。

后来他们告诉我,路上他们两个人把三个红山芋当午饭吃了,觉得特别香甜。他们还抱歉地跟我说:"抱歉没有留给你。"我笑答:"我们都做了我们应该做的事。"

[发表在《扬子晚报》,获江苏省新闻工作者协会 2019 年全省好新闻(副刊类)三等奖]

(六)抱着儿子的外卖小哥

那年夏天,南京溽暑蒸人,且久旱无雨。一天中午烈日高照,热浪袭人,我们老两口午餐也懒得做了，就打电话订了两份外卖。12 点过后外卖还没有到，我们想可能是天气太热，像我们一样订外卖的人多。近 12 点半，大楼门禁的铃声响了，送外卖的小哥到了。

我从后窗伸头一看，见他手上提着两包饭菜，怀抱着一个小孩。我急忙告诉他："我们下来，你不要爬三楼了。"我和夫人下楼去拿盒饭。因为儿孙远在大洋彼岸，夫人特别喜欢小孩。她见那小孩圆圆的脸，两颗乌黑晶莹的大眼睛，紧盯着她看，两只小手上下舞着，喃喃自语，简直太逗人、太讨喜了。趁夫人和小孩交流时，我又上楼拿了雪糕和冰淇淋，拿给满头大汗的外卖小哥降温。

他反复道歉说："对不起，没有准时送到，希望您能谅解。"我俩异口同声说："没有关系，这么热的天气，你居然抱着孩子送外卖，实在辛苦。我们很感谢你！"

从简短交谈中，我得知他是农村进城打工的，送外卖已经 3 年。小孩是他才十个月的儿子，平时由妻子照顾，近日妻子跌伤，躺在床上不能下床活动。外卖小哥只好抱着孩子工作。他笑着告诉我们："儿子很听话，从不哭闹，睁着大眼睛，左右环顾外面的世界，好奇得很。累了他就打盹，几乎从来不把大小便拉在尿不湿上。"

我们请他们父子俩一起到楼上休息片刻，他谢绝了我们的邀请，说后面还有好几份外卖要送。我告诉他："我是人民医院的医生，如果你爱人病情好转缓慢，我可以帮你介绍有经验的医生。"

外卖小哥十分感激地记下了手机号码，带着儿子骑着摩托车很快消失了。我们一直牵挂他和小孩，一周、两周时间过去了，他没有来电话。小孩子妈妈的伤势大概已经好转，他们恢复正常生活了。

无论是凛凛严冬，还是炎炎酷暑；无论是滂沱大雨，还是鹅毛大雪，路上总有外卖小哥们在奔波着。我懊恼当时匆忙，居然没有留下那个外卖小哥的电话，我们很惦念他们。

（发表在《扬子晚报》）

（七）收到一颗大白菜

我住的六层楼房，有两个门栋，共有 24 户，平时大家忙于工作，多数人是早出晚归，在楼梯或者院内相遇，最多是点头微笑，仅在假日可以在院内寒暄几句。彼此较熟悉才知道尊姓大名，在何处工作，做什么工作。不过大家都知道我是皮肤科医生，因为平时常有邻居找我看皮肤病，我总是乐于帮助。

今年春节期间，新冠肺炎在湖北省武汉市大流行。武汉封城，湖北省控制人员进出。为了防止病毒蔓延，全国人民被要求戴口罩，不外出、不聚会，尽量待在家里。街上所有的商店全部关门。我住的这栋楼所有住户都蹲家，院内各条林荫道和草坪也见不到一个人，院内树木繁茂，阳光明媚，寂静无声。我和爱人全天在家，看书学习。市内各级医院和门诊部都停诊，药房也闭门歇业。小区内居民有了病就打电话给我，我做了一个多月的志愿者社区医生。

一楼老吴的妈快九十岁了，一侧足背到小腿大片红肿，并且有压痛和发热，历时三天。便打电话问我什么病，怎么治疗。我告诉他用微信将照片发给我看一下，结果符合丹毒。我要求他把家中药箱中的消炎杀菌药告诉我，最后我建议他用头孢拉定口服，连续服药三天，如有效再服药两天，如无效要更换其他抗生素。我们每天通话，两天发一次临床照片，结果十天后皮损全部消退。虽然我和患者没有见面，但比平时门诊观察更仔细，随访更密切。

对面楼小王的女儿今年五岁，从小有湿疹，最近泛发瘙痒，夜不能寐。我问她："家中有无保湿润肤霜？有无口服的抗过敏药物？"她说都有。我叫她把实物拍成照片通过微信发给我。最后，我替她选了内服和外用药物，几天以后，病情好转，等于去医院看了门诊。

五楼的一位中年男子突然牙疼，服止痛片仅能缓解 2 个小时。过去这个牙是蛀牙。根据他的叙述，我认为牙疼是牙髓发炎所致。目前主要是消炎止痛，缓解后再去口腔科检查和做根管治疗。他在大型综合商场做小老板，家中无常备药物。我说我准备你吃的药和外用药，放在门外塑料箱内，你自己来取。我将两盒替硝唑和一瓶碘甘油放在盒内，并告知服用剂量和时间。碘甘油涂在龋齿内，睡觉时把枕头垫高。经过三天治疗，牙疼显著减轻，五天症状全部消失。他很高兴，说我帮了大忙，解除了他的切肤之痛，要好好感谢我。

一月内我多次接到这样的求助电话，除了小区的居民，还有医院和医科大学的同事，多数是出现了皮肤病或者原来的皮肤病加重了，希望获得治疗方面的指导。

在大疫面前，人们会自觉彼此帮助，团结一致共渡难关。有一天，我打开房门发现在我的塑料盒内有一颗大白菜，没有找到留言便笺，我感到无限温馨，真是雪中送炭。家中准备春节吃的蔬菜早已吃完，没有蔬菜只能用水果代替，第一次体会到生活的艰辛。这颗大白菜是及时雨，是暖暖的情，是深深的爱！礼轻情意重！人类是宇宙地球村中的居民，疫魔来袭，无人能独善其身，只有同舟共济，同仇敌忾，才能降服疫魔。奸愚者欲趋利避害，结果是死伤枕藉。

战疫有感

千街万巷不见人，千楼万户紧闭门。

宅家学习和工作，期盼同事凯旋归。

（发表在《生命时报》）

（八）她的生命本可以挽救

星期三早晨，我们医院门诊六楼候诊区挤满了排队等候就诊的患者。7时45分，我走进第一诊察室。这天的第十位患者是位老太太，进门时拄着拐杖，行走困难，我立即起身搀扶她坐下。

老太太急忙从包里掏出她在其他医院看病的病历记录和各项检查报告。她告诉我，她全身肌肉无力已经两年多了，在不少医院看了专家门诊，做了很多检查，一直没有明确的诊断，治疗效果也不好。有一次，她在公交车上听到两位老年乘客聊天，说我医术精湛，对一些疑难杂症有经验，而且服务态度好，便要儿子小虎在网上为她挂了我的号。

我一边聆听老人的主诉，一边仔细查阅她的各种检查结果，最后为老人做了全面体格检查。我告诉老人，目前诊断仍旧不能确定，我怀疑是无皮肤损害的皮肌炎，要进一步做两项检查。

小虎接过化验单说："我妈已经做了一大堆化验，花了很多钱，再检查有必要吗？"

"这两项化验以前没有做过，但对诊断很有用。"我解释说。

"你们医生就是用化验、检查来骗病人的钱，没有一点真本领！"小虎气呼呼地接过母亲手上的化验缴费单，却意外发现仅要花40元，便迅速缴完费回到诊室。

我递给他一张写有下次复诊时间的纸片。小虎瞟了一眼说道:"医生,这天你不出专家门诊,你有没有记错?"

"不错,我在!挂门诊普通号。"我答。老太太的第二次门诊很顺利,挂号费只有专家门诊的十分之一。我告诉她,根据新的化验结果,可以确定是无皮损的皮肌炎。这种病发生在老年人身上是罕见的,没有皮肤损伤更罕见,在国际上少有报告。如果要找原因,还要做排除内脏恶性肿瘤的检查。小虎打断了我的话,表示不同意继续检查。

我抬头凝望小虎,看来,要说服他同意母亲进一步检查会很困难。最后我决定:一边治疗,一边观察。

经过三个月口服糖皮质激素治疗,虽然老太太的症状和肌力有改善,但好转程度不明显。

我叮嘱她注意休息,不能太劳累。又过了几个月,老太太的病情日渐严重,激素量减不下来,体重还在减轻。我要求老太太住院治疗,小虎仍然不同意。"你母亲 40 岁后发病,这种病的绝大多数患者合并有内脏器官恶性肿瘤,尤其是女性生殖系统肿瘤。现在病变在加重,说明肿瘤在扩大……"我告诉他们,我曾治疗过一例类似的老年女性患者,切除子宫恶性肿瘤后,不用服药,病变会自动缓解或消失,这位患者存活了很多年。老太太脸上露出满怀希望的微笑,让小虎马上去办住院手续。

老太太在妇科病房住了半个月,检查结果显示,她患了子宫内膜癌,医生要求马上手术切除肿瘤。小虎坚持不在手术同意书上签字,还满怀怨恨地说:"你们医生为了多挣点钱,在病人身上练刀……"

虽然我苦口婆心地跟他说了手术的必要性和好处,可他就是听不进去,认定这是我们医生捞钱的阴谋。一天傍晚,小虎带老太太自行离开了医院,以后没有再来我的门诊。

半年以后,我实在不放心,就主动打电话到老太太家询问情况。她的老伴告诉我,一个月前,老太太因为癌细胞广泛转移,已经在另外一家医院病逝。"临终前,她特别感谢你为了明确诊断,多次在网上查找外国文献,寻找病因和新的治疗方法,对没有听你的话感到非常后悔。"老伴说,过一些时间,要去门诊当面感谢我。

挂了电话的我，心中满是沮丧和痛苦。老太太的生命本是可以挽救的，为什么会是现在这样的结局？病魔极其凶残，医患休戚与共，要想取得好的治疗效果，仅靠医者的智慧和热情是不够的，还要患者的理解、信任和配合。

（发表在《健康报》）

（九）重开一张处方

1996 年一个隆冬下午，我正在出门诊，一位硕士研究生跟诊学习。当天最后一名就诊者是个老年妇女，她身材矮小，头发花白，黝黑的面庞上布满深深的皱纹。这位老太告诉我，最近她肚子上起水疱，疼痛已经 2 天。检查发现，她腹部有一片带状分布的水疱，是典型的带状疱疹。

带状疱疹的治疗并不复杂。一边是我详细地告诉患者如何涂外用药及相关注意事项，另一边研究生按照惯例已开好治疗处方，递给我签字。我拿着处方，看完之后对老太说："您的病不是十分严重，您现在身体抵抗力低，应当好好休息！"

她回答我："我 50 岁就从工厂退休了。爱人早逝，家中有儿子和孙子，他们身体都不好，都在家休养。全家的经济来源，就是我的养老金，以及我和儿媳妇在外面做临时工的工钱。"听了她的不幸遭遇，我说："休息几天，不会影响什么吧？"她态度很坚定，说："不行的，不行的。我和媳妇是班车搬运工，往返拉一次车给一次钱。晴天，我们一天可以拉两个往返，报酬是一百元。沿途有段上坡路，我和媳妇互相帮助推车。有时好心的路人也会帮我们一把。"我无语，心如刀绞，双眼湿润，然后果断又拿出一张空白处方，给老太重新开了药，告知她注意事项，并叮嘱她一周后一定要来复诊。

老太离开了诊室，我还没有从老太困境的感伤中走出来。女研究生略微带点不服气地问我："老师，我开的处方不是治疗带状疱疹最有效的药吗？"

我说："你开阿昔洛韦静脉滴注，的确是最有效。可是，静脉注射药物国内没有生产，全部要进口，每 8 个小时要注射一次，静脉滴注最短也要持续一小时，否则会在肾内产生结晶，而且要连续注射五天，因此病人最好在医院住院治疗。"

我继续说："你算一下,五天医药费加住院费,就得花掉近万元。我把注射药物改成同样的口服药,每日口服 5 次,连服 7 日。虽然是麻烦了,但口服药是国产的,也不需要住院,加起来费用几百元即可。口服药效果比静脉注射治疗慢一点,却能省下上万元的医药费,避免让这样的家庭负债若干年!"

一个医生除了需要有精湛的医术,还应有高尚的医德。门诊是观察社会的窗口,如果留心听,就能听到底层群众的心声,了解他们的疾苦。

(发表在《生命时报》)

(十) 60 年前的门诊苦中有甜

从医六十年,除了管病房、上课和做研究,我全部工作时间都在门诊。在门诊,我度过了人生的大部分时光。如今回想,好多事、好多人时常出现在脑海中。

20 世纪六七十年代,我开始在南京医学院附属医院前身——工人医院出门诊,挂号费是 5 分钱,初诊、复诊都一样。当时没有专家门诊,教授和住院医师看病是一样的。当年,医院的病人较多,上班时间很忙,教授更忙,许多老病人都想找教授看病,教授不能按时下班是常有的事。作为低年资的医师,我们的病人较少,就会主动去教授桌旁,为教授抄处方、开化验单,并做用药的解释工作。

有一年盛夏酷暑,门诊病人很多,我科仅有我和范志莘两位医生出门诊,当天我们每人看了近一百号。病人虽多,却秩序井然。病人自觉组织起来维持秩序,我们也加快了看病速度。当时挂号费和药费都很便宜,药费和各种化验费大都在一元以内,皮肤科外用药基本上是我院药剂科自制,更是价廉物美。患者多数是公费医疗,少有怨言,医患之间吵闹之事罕有,伤医者更是未见。

我们通常是两三位医生共享一个诊室。病人和家属,还有后面待诊的患者,总是把诊室挤得水泄不通。热天闷热,医生汗流浃背,一个吊扇根本不够用。有时好心的患者会为我们摇扇降温,虽然是杯水车薪、无济于事,但我们内心深处感到十分清凉!

凛凛冬日,气温下降,为了让患者脱衣检查时不受寒,我们会在治疗室生一个燃煤火炉。为此,我们出门诊要早到半小时。大家在家中虽是生煤炉老手,有时遇到煤和柴发潮时,往往也会弄得满屋甚至楼道里都是烟雾,熏得双眼难睁、眼泪汪汪。

当年,南京的乌龙潭满是淤泥,水面既狭又浅,且与秦淮河不连通,是一个"死潭"。水岸两侧杂草丛生,再加上附近单位将污水排放到潭中,每到夏天,蚊蝇孳生,散发出阵阵恶臭。有一年夏季,滂沱大雨后,从随家仓一直到工人医院大门口,潭中的黑色污水和黄泥浆混合溢出,附近成了一片汪洋,污泥浊水深至膝盖。我从住地去医院,正好遇到我院上班的一批医生,其中有传染病科陈钟英教授。我们每人将裤腿卷到膝上,手拉手小心涉水去医院。到医院门诊大厅后,陈教授大声要求我们:"回科室赶快洗腿,我不希望在我的病房见到你们!"引得我们大笑。陈教授几年前已仙逝,至今我还不能忘记当时情景。门诊楼简陋,它是我们的战场;生活设施简朴,这是对我们的锤炼;风雨无阻按时上班,因为我们是医生,患者正在门诊等待我们的诊治。

六十年巨变,沧海桑田。乌龙潭公园经过多次整修早已焕然一新,园中花草树木郁郁葱葱,湖面宽广,湖水清澈见底。当年的 6 层老门诊楼也早已于上世纪 80 年代被拆除,立起了 16 层的门诊高楼。2016 年,我院又建造了更宏伟更现代化的新门诊大楼。

(发表在《生命时报》)